Wegweiser für Ärzte
und Medizinstudierende in Berlin

zur Benutzung
von Unterstützungseinrichtungen, Stipendien,
Wohlfahrtsanstalten usw.

Von

Dr. G. Mamlock
in Berlin.

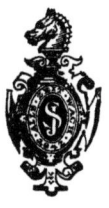

Springer-Verlag Berlin Heidelberg GmbH 1910

ISBN 978-3-662-31760-0   ISBN 978-3-662-32586-5 (eBook)
DOI 10.1007/978-3-662-32586-5
Softcover reprint of the hardcover 1st edition 1910

Vorwort.

Die vorliegende Zusammenstellung soll dem tatsächlichen Bedürfnis nach einem Ärzteführer durch Berlin abhelfen. Ich habe mich darauf beschränkt, im wesentlichen das mitzuteilen, was sich auf das Unterstützungswesen im weitesten Sinne bezieht: also die eigentlichen für den Mediziner zu wirtschaftlichen und wissenschaftlichen Zwecken, bestehenden Institutionen usw.; und zweitens das, was der Arzt für seine Patienten wissen muß.

Daß man noch vieles andere hätte aufnehmen können, ist mir wohl bekannt; ich hatte verschiedene Gründe, mir Beschränkung aufzuerlegen. Nicht der letzte war die Schwierigkeit, immer zuverlässige Auskünfte zu erhalten. Um tunlichste Genauigkeit zu erreichen, habe ich fast durchweg Originalmitteilungen (gewöhnlich im Wortlaut) direkt verwertet; soweit solche nicht oder nicht zuverlässig zu erhalten war, ist wenigstens die wichtigste Literatur mit zu Rate gezogen (das Auskunftsbuch der Zentrale für private Fürsorge, die anläßlich der Hygienekonferenz in Berlin herausgegebenen Wegweiser, Daudes Werk über Stipendien, Grätzers „Praktiker", „Die Berliner akademischen Nachrichten" usw.). — Vollständigkeit zu erzielen, ist bei der Natur der Arbeit unmöglich, da die Fluktuation zahlreicher Institutionen dauernde Veränderungen während des Druckes der Schrift bedingt hat. Im wesentlichen wird aber der

Studierende und fertige Mediziner durch die große Zahl der Berliner Unterstützungseinrichtungen sicher geführt werden.

Zur Benutzung im einzelnen sei bemerkt:

Bei den Stipendien der Universität sind im allgemeinen — soweit nichts anderes dabei steht — Bewerbungen erst **nach Ausschreiben** an das Universitätssekretariat zu richten. Die Angabe der Höhe der Kapitalien, die vielfach nur annähernd ist, soll eine ungefähre Orientierung ermöglichen.

Bei den **Spezialkrankenanstalten** sind nicht die Spezialabteilungen (meist nur intern und chirurgisch) aller allgemeinen Spitäler aufgeführt, sondern nur die umfangreichsten berücksichtigt.

Bei einer Reihe von Vereinigungen ist nur der Name angegeben, wofern er die Aufgaben des Vereins ausreichend charakterisiert; der Leser soll überhaupt in der Lage sein, sich gegebenenfalls an geeigneter Stelle zu informieren.

Der Verfasser wird besonders dankbar sein für Mitteilungen aus dem Leserkreise; nur so werden ev. weitere Bedürfnisse berücksichtigt werden können; auch werden dann am ehesten Ergänzungen und Vervollständigungen auszuführen und Irrtümer zu berichtigen sein.

Mai 1910.

G. Mamlock.

Erster Teil.

Unterstützungseinrichtungen für Ärzte.

A. Wirtschaftliche Einrichtungen.

a) Auskunftstellen für wirtschaftliche Angelegenheiten.

Wirtschaftliche Abteilung des deutschen Ärztevereinsbundes. (Leipziger Verband) Ortsgruppe Berlin: I. Vorsitzender San.-Rat Dr. Hesselbarth, Berlin W. 15, Kurfürstendamm 31. Tel. Charlottenburg 1523.

Ärztliches Auskunftsbureau des Geschäftsausschusses der Berliner ärztlichen Standes-Vereine. Berlin NW. 6, Karlstraße 31 (in den Räumen des Medizinischen Warenhauses). Tel. III 2771, 3229, 3572. Leiter: San.-Rat Dr. Joachim, Berlin W. 50, Augsburger Str. 37. Das Bureau vermittelt (kostenfrei) nur den Nachweis von Praxis und Vertretungen.

Auskunft in Honorar- und ärztlichen Rechtsfragen. San.-Rat Dr. Joachim, Berlin W. 50, Augsburger Str. 37. Tel.-Amt Charlottenburg 11273.

b) Unterstützungseinrichtungen für Ärzte und deren Angehörige.

Hufelandsche Stiftungen für notleidende Ärzte und Arztwitwen — Goburoksche Stiftung für notleidende Arztwaisen.
Zur Beantragung von Unterstützungen ist ein regelmäßiger Jahresbeitrag von mindestens drei Mark für jede dieser beiden Stiftungen zur Bedingung gemacht. Die Beiträge sind durch Vermittlung der Kreisärzte an die Regierungs- und Medizinalräte abzuführen. Die Mitglieder, die ihre Jahresbeiträge für die Ärztekasse und für die Witwenkasse, wenn auch nur einmal, nicht pünktlich leisten, verlieren für ihre hinterbliebenen Witwen jeden Anspruch auf Unterstützung. Der Anspruch kann aber wieder erworben werden, wenn eine Nachzahlung der Beiträge zu beiden Kassen erfolgt. In den Fällen, in denen nach eingetretenem Verluste eines früher erworbenen Anspruches eine Ausnahme von den vorbezeichneten Vorschriften der Satzungen billig erscheint, ist dem Direktorium die Entscheidung vorbehalten.

Nach § 3 der Satzungen der Goburek-Stiftung darf die Gewährung von Unterstützungen nur an notleidende und würdige Waisen solcher approbierten Ärzte und Ärztinnen erfolgen, die Mitglieder der Hufelandschen Stiftungen gewesen sind und innerhalb des preußischen Staates die ärztliche Tätigkeit ausgeübt haben. Liegen mehrere Gesuche Berechtigter vor, so gehen bei der Berücksichtigung die Waisen praktischer Ärzte denjenigen beamteter Ärzte vor.

Ignatz Braunsche Stiftung.

Die Zinsen sind zur Unterstützung hilfsbedürftiger Ärzte mosaischen Glaubens, die ihren Wohnsitz in Berlin oder in Hirschberg i. Schl. haben, bestimmt. — Die erforderlichen Bescheinigungen über die Würdigkeit und Bedürftigkeit brauchen nicht von der Ortspolizeibehörde, sondern können von dem zuständigen beamteten Arzte oder dem Landrate ausgestellt werden.

Bewerbungen usw. (für alle drei Stiftungen) an das Direktorium der Hufelandschen Stiftungen in Berlin W. 64, Unter den Linden Nr. 4.

Unterstützungskasse der Ärztekammer für Provinz Brandenburg und für Berlin.

Den wahlberechtigten Ärzten des Kammerbezirkes, die drei Jahre Beiträge gezahlt haben, sowie deren Hinterbliebenen (Waisen bis zum vollendeten 18. Lebensjahre), die Vermögen oder anderweitige Einkünfte in ausreichendem Maße nicht besitzen oder für ihren Unterhalt nicht oder nicht genügend sorgen können, wird eine Unterstützung nach Maßgabe des an zuständiger Stelle festgesetzten Bedürfnisses und der verfügbaren Mittel gewährt. In Fällen, in denen die Bedingungen für Gewährung einer Unterstützung nicht erfüllt sind, entscheidet das Kuratorium. Ein gerichtlich geltend zu machender Anspruch auf Unterstützung besteht nicht. Bei dem Wegzuge aus dem Kammerbezirke kann die Unterstützung nur gewährt werden, falls die Bedürftigkeit glaubwürdig nachgewiesen wird. Unterstützungen werden längstens auf 1 Jahr bewilligt. In geeigneten Fällen ist den Gesuchstellern anheimzugeben, bei Fortdauer der Bedürftigkeit von neuem vorstellig zu werden.

Gesuche bis 10. März, Juni, September, Dezember an den Vorsitzenden: San.-Rat Davidsohn, Berlin W. 9, Schellingstr. 13. Tel. VI 12121.

Witwengabe des Leipziger wirtschaftlichen Verbandes.
Geschäftsstelle: Leipzig-Co., Südstraße 121 II.

In der Regel wird eine Weihnachtsgabe von 100 Mark und dann 4 mal 50 Mark in 8 wöchentlichen Raten gezahlt. Eine Unterstützungsberechtigung gibt es nicht, bei der Witwengabe handelt es sich um einen Wohltätigkeitsfonds. Die Verteilung erfolgt an Kollegenwitwen, die bedürftigsten werden bevorzugt.

Witwengabe des „Ärztlichen Central-Anzeigers" (in Hamburg).

Die Witwengabe stellt einen Unterstützungsfonds dar, aus dem den unversorgt zurückgebliebenen Witwen und Waisen deutscher Ärzte in Fällen dringender Not für kürzere oder längere Zeit eine Unterstützung gewährt werden kann.

Die Witwengabe soll in erster Linie solchen Witwen und Waisen deutscher Ärzte zugute kommen, die von keiner andern Seite Unterstützungen beziehen; jedoch schließt der Genuß einer anderweitigen Unterstützung von dem Genuß der Witwengabe nicht aus, sobald trotzdem zweifellose Bedürftigkeit besteht und festgestellt ist.

Die Verteilung der zur Verfügung stehenden Summen erfolgt in Form vierteljährlicher Geldzuwendungen, die einmalig oder fortlaufend bewilligt werden können.

Einmalige — im Höchstbetrage von 100 M. — werden in besonders dringenden Fällen, wo augenblickliche Hilfe not tut, gewährt. Die fortlaufend gewährten betragen als „große Quartalsgabe" 60 M., als „kleine Quartalsgabe" 30 M. vierteljährlich. Die Gewährung einer fortlaufenden Unterstützung erfolgt in der Regel nur für das laufende Jahr; jedoch ist Wiederverleihung zulässig. — Bei der Verteilung der Witwengabe sollen stets die bedürftigsten Bewerberinnen in erster Linie berücksichtigt werden. Bei gleicher Bedürftigkeit haben bei der Verteilung der Witwengabe die Hinterbliebenen solcher Ärzte den Vorrang, die Abonnenten des „A. C.-A.", resp. Mitglieder solcher ärztlichen Vereine waren, die durch Beteiligung am Abonnement oder durch freiwillige Beiträge ihr Interesse an der Witwengabe des „A. C.-A." betätigt haben. Die Bewerbungen müssen von zwei in der Praxis stehenden deutschen Ärzten zum Zeichen der Empfehlung und zur Bürgschaft für die Richtigkeit der Angaben unterschrieben sein.

Die für die Bewerbung vorgeschriebenen Formulare sind von den Verlegern des „A. C.-A.", Gebrüder Lüdeking, Hamburg 30, Eppendorfer Weg 265/267, gratis erhältlich. Die Bewerbungen sind an die Redaktion des „A. C.-A." zu richten. Adresse: Dr. Wolter, Hamburg, Bei dem Strohhause 50.

Auf Grund des sorgfältig und vollständig ausgefüllten und genügend attestierten Fragebogens erfolgt die Eintragung der Bewerberin in die Listen der Witwengabe. Von der erfolgten Eintragung wird der Bewerberin schriftlich Kenntnis gegeben.

Unterstützungseinrichtungen.

Zentrale für Versorgung deutscher Arztfrauen und -waisen.
Meldungen: Frau Prof. Schwalbe, Berlin W. 35, Am Karlsbad 5.
Tel. VI 10 050. — Beratung bei Berufswahl, Stellenvermittlung, Unterbringung in Waisenhäusern usw.

Minka u. Max Barschall-Stiftung.
Kapital: 16000 M. Zweck: Gewährung von Erziehungsbeihilfen für Ärztekinder. Bewerbungen an die Unterstützungskasse der Berlin-Brandenburger Ärztekammer (s. S. 4).

Hoffbauer-Stiftung.
Auszug aus den Aufnahmebedingungen für die Waisenhäuser der Hoffbauer-Stiftung zu Hermannswerder bei Potsdam.

Die Waisenhäuser sollen halb- und ganz verwaisten Mädchen evangelischer Konfession, vorzugsweise auch hinterlassenen Töchtern von Ärzten, eine Zufluchtsstätte bieten.

Die Zöglinge bleiben in den Anstalten bis zur beendigten Schulzeit und können im Anschluß daran berufliche Ausbildung im Lehrerinnenseminar, bzw. Kindergärtnerinnenseminar und Haushaltungsschule erhalten. (Hierfür sind besondere Aufnahmebedingungen festgesetzt, die durch die Direktion der Hoffbauer-Stiftung erhältlich sind.)

Kosten: jährliches Pflegegeld 300 M.

Nach Vereinbarung mit der Direktion der Hoffbauer-Stiftung kann das Pflegeld für Kinder unter 6 Jahren bis auf 75 M. p. a., für Kinder im Alter von 6—9 Jahren bis auf 150 M. p. a. ermäßigt werden. Die Ermäßigungen können jedoch nur ganz ausnahmsweise bei besonderer Bedürftigkeit bewilligt werden. Vom vollendeten 9. Lebensjahre ist der normale Satz von 300 M. p. a. zu entrichten. Vermögende Kinder zahlen ein entsprechend höheres Pflegegeld bis zu 600 M. p. a. Dieser höhere Satz ist in der Regel auch für solche Kinder zu entrichten, die nach vollendetem 12. Lebensjahr in die Anstalt eintreten. Sobald ein Kind nicht mehr verwaist ist, tritt es in die Reihe der Pensionärinnen ein, es sind dann 600 M. p. a. zu zahlen, wofür Unterricht und freie Station gewährt wird. Das Pflegegeld ist in vierteljährlichen Raten pränumerando zu zahlen; also am 1. April, 1. Juli, 1. Oktober, 1. Januar. Pflegegeldsendungen sind an die Direktion der Hoffbauer-Stiftung zu Hermannswerder bei Potsdam zu adressieren (ohne jeden weiteren Namenszusatz). Zahlungen durch die Zöglinge sind nicht zulässig.

Aufnahmebedingungen: 1. ein ausführliches Aufnahmegesuch, in dem die Familien- und Vermögensverhältnisse des Kindes und seiner Angehörigen genau dargelegt werden. 2. der kirchliche Taufschein, 3. die standesamtliche Geburtsurkunde, 4. die Sterbeurkunde der Eltern, 5. Impfscheine, 6. das letzte Schulzeugnis, 7. ein Gesundheitsattest, für das ein Schema von der Direktion nach Eingang der vorerwähnten Papiere gesandt wird. Das Formular ist vom Arzt auf Grund einer zu diesem Zwecke vorzunehmenden Untersuchung auszufüllen. Unter Umständen findet außerdem auch eine Untersuchung vom Anstaltsarzt statt. 8. Nach Bewilligung des Aufnahmegesuches wird den Antragstellern ein Zahlungsverpflichtungsschein übersandt, der von demjenigen zu unterzeichnen ist, der für die Zahlung des Pflegegeldes die Bürgschaft übernimmt. 9. Beim Eintritt muß auch ein polizeilicher Abmeldeschein mitgebracht werden.

c) Vergünstigungen in Bädern, Kurorten usw.

1. Allgemeines.

Befreiung der Ärzte von Kurtaxe usw. bei der Mehrzahl der Badeorte. Auskünfte durch die einzelnen Kurverwaltungen. Die Witwen und Waisen von Ärzten erhalten Befreiung von der Kurtaxe und Nachlaß von den Bäderpreisen, wenn die Bedürftigkeit durch die zuständige Ärztekammer bescheinigt wird.

2. Einzelne Bäder.

Bad Elster. Verein zur Gründung und Unterhaltung eines Heimes für Frauen und Witwen deutscher Ärzte. Das Vermögen des Vereins beträgt 2000 M. Vorsitzender: Dr. Köhler.

Franzensbad. Der Verein zur Erbauung eines Ärztekurhauses gewährt zehn Freiplätze für kurbedürftige Kollegen und deren Gattinnen. Folgende Benefizien werden außerdem gewährt: freie Wohnung in Privathäusern, unentgeltliche ärztliche Behandlung, unentgeltliche Kurmittel, Befreiung von Kur- und Musiktaxen, freien Eintritt in die Lesesäle und zu allen kurörtlichen Veranstaltungen, ferner seitens der Theaterdirektion einen 50%igen Nachlaß der Eintrittspreise. Bewerbungen um einen Freiplatz bis Mitte April an das Präsidium des Vereins.

Marienbad. Verein zur Errichtung eines ärztlichen Erholungsheimes. Vorsitzende: Herren DDr. Stark und Grimm. Briefadresse: Vorstand des ärztlichen Erholungsheims in Marienbad.

Der Verein hat die Aufgabe, kur- oder erholungsbedürftigen Kollegen freie Unterkunft im eigenen Hause und andere Erleichte-

rungen zu schaffen. Die durch ihn gewährten Benefizien sind:
1. Freie Wohnung (vorläufig bis zur Fertigstellung des eigenen Hauses) in Privathäusern in den Monaten Mai und September. 2. Freie Bäder und Heil- und Kurbehelfe. 3. Befreiung von der Kur- und Musiktaxe. 4. Besondere Ermäßigungen in den Restaurationen. 5. Freien Eintritt zu den Lesesälen, Veranstaltungen des Kurklubs; 50 proz. Ermäßigung der Theaterpreise. Anmeldungen um Freiplätze direkt oder durch die Vermittlung eines Marienbader Kollegen an den Vorstand werden schon während des Winters erbeten.

d) Vergünstigungen auf der Eisenbahn.

Für Fahrten zu wissenschaftlichen und belehrenden Zwecken, für Schulfahrten werden in Eil- und Personenzügen halbe Preise bewilligt: Studierenden akademischer Anstalten und den begleitenden Lehrern zu gemeinschaftlichen Fahrten unter Leitung von Lehrern in der II. und III. Klasse (in Schnellzügen außerdem gegen tarifmäßigen Zuschlag); ebenso den Vorständen und Vorstandsmitgliedern der in Deutschland ansässigen weltlichen und geistlichen Vereine und Genossenschaften, die sich satzungsgemäß in Ausübung freier Liebestätigkeit der öffentlichen Krankenpflege widmen, bei Reisen zu Konferenzen. Ferner siehe auch S. 99. — (Einzelverfügungen siehe im deutschen Eisenbahn-Personen- u. Gepäcktarif, Teil I, erhältlich im Auskunftsbureau des Bahnhofs Alexanderplatz in Berlin. Preis 25 Pf.)

e) Versicherungs-Darlehnskassen usw.

Versicherungskasse für die Ärzte Deutschlands a. G. zu Berlin.

Stiftungsvermögen: 1 246 004,95 M. — Kassenvermögen: 1 460 741,49 M.

Die Kasse besteht aus sechs durch einheitliche Verwaltung und gegenseitige Risikoausgleichung miteinander verbundenen Abteilungen: a) Sterbekasse, b) Krankenkasse, c) Invalidenkasse, d) Altersversorgungskasse, e) Witwenkasse, f) Waisenkasse, g) Vermittlungsstelle für Lebens-, Unfall-, Haftpflicht- u. a. Versicherungen und läßt Versicherungen zu auf: a) Sterbegeld von 500 und 1000 M., b) Krankengeld von pro Tag 1—20 M. einschließlich eines Sterbegeldes im fünfzigfachen Betrage der Tagesleistung, c) Invalidengeld von pro Jahr 100—3000 M., e) Altersrente von pro Jahr 100—3000 M., e) Witwenrente von pro Jahr 100—1200 M., f) Waisenrente von pro Jahr 100—2400 M. — Die Kasse ist nur

Unterstützungseinrichtungen.

für approbierte deutsche Ärzte und gegen Gesundheitsnachweis zugängig; nicht ganz einwandfreie Gesundheiten werden gegen erhöhte Prämie aufgenommen. Alles Weitere ist den Satzungen zu entnehmen.

Geschäftsstelle: Berlin NO. 18, Landsberger Platz 5. Tel.-Amt VII 711. Bureaustunden 11—1.

Darlehns- und Sterbekasse des Leipziger Verbandes.

Mitglied dieser Kasse kann jedes Mitglied des Leipziger Verbandes werden, das den Verpflichtungsschein des Deutschen Ärztevereinsbundes oder einen gleichartigen Revers anderen Wortlauts unterzeichnet hat. Die Kasse gewährt unter Einhaltung einer fünfjährigen Wartezeit bei einer einmaligen Einschreibegebühr von 2 M. für je 4 M. Jahresbeitrag ein Sterbegeld von 200 M. Mitglieder, die bei der Aufnahme das 60. Lebensjahr angetreten haben, müssen den doppelten Jahresbeitrag entrichten. Kollegen, die der Kasse selbst Darlehen geben, erhalten neben einer vierprozentigen Verzinsung ihrer Einlagen für je 500 M. geliehenes Kapital 100 M. Sterbegeld. Das Sterbegeld soll bei keinem Mitgliede 2000 M. übersteigen. — Anfragen sind an das Generalsekretariat des L. V. Leipzig, Dufourstraße 16/18 zu richten.

Darlehnskasse der Berlin-Brandenburger Ärztekammer.

Vorläufiger Fonds: 10000 M. Die Kasse wird an Ärzte, die im Kammerbezirk ansässig sind, in geeigneten Fällen Darlehen bis zum Betrage von 500 M. zu einem Zinsfuße von 3 Proz. gewähren. Alle Unkosten (Stempel usw.) wird einstweilen die Kasse tragen. — Gesuche sind an die Kasse der Ärztekammer für die Provinz Brandenburg und den Stadtkreis Berlin C., Spandauerbrücke 6, zu richten.

f) Verschiedene Interessenvertretungen.

Freie Vereinigung der leitenden Ärzte an den Berliner städtischen Krankenanstalten. Vorsitz wechselt unter den Krankenhausleitern.

Freie Vereinigung der Inhaber von Privatkliniken in Groß-Berlin. Geschäftsführung: Prof. Karewski, Berlin W. 15, Meineckestraße 10 und Dr. R. Schaeffer, Berlin W., Münchenerstr. 49.

Zweck: Wahrnehmung gemeinsamer Interessen gegenüber Behörden, Kassen und Privaten. — Mitglied der Vereingung kann jeder unbescholtene ärztliche oder nichtärztliche Besitzer oder ärztliche Leiter einer Privatklinik, sowie solche Ärzte, die Privatkliniken mit ihren Kranken belegen, unter Zustimmung des Vorstandes werden. — Das Eintrittsgeld beträgt 10, der Jahresbeitrag 3 M. Er bleibt stets für das Beitrittsjahr unerhoben. Der Jahresbeitrag wird im Monat Januar eingezogen. Für die Ärzte, die an einer Privatklinik tätig sind, die der Vereinigung bereits angehört, fällt das Eintrittsgeld fort.

Wirtschaftlicher Verband der Augenärzte Berlins und der Vororte.

Zweck: Pflege der gemeinsamen wirtschaftlichen Interessen der Augenärzte Berlins und der Vororte. — Mitglied kann jeder in Berlin oder den Vororten ansässige Augenarzt werden, der im Besitz der bürgerlichen Ehrenrechte und geschäftsfähig ist.

Jährlicher Beitrag: 3 M. Die nach dem 1. Juli eintretenden Mitglieder sind für das laufende Geschäftsjahr von der Beitragspflicht befreit.

Vorsitzender: Prof. Dr. Silex, Kronprinzenufer 3.

Rechtsschutz-Verein Berliner Ärzte. Bureau: SW. 61. Großbeerenstraße 10. Tel. VI 4849.

Er verhilft seinen Mitgliedern zur Erlangung von Forderungen, gewährt Rechtsvertretung in allen ärztlichen Rechtsangelegenheiten — im Bedürfnisfall unentgeltlich, auch bei Abwehr des Kurpfuscher- und Geheimmittelunwesens, vorbehaltlich der Zustimmung des Vorstandes. Er übernimmt die Vermittlung für Niederlassung, Stellvertretung, Hilfsärztestellung und ähnliche Stellungen suchende Berliner Kollegen, insofern sie Mitglieder des Vereins sind. Er übernimmt für seine Mitglieder die Regelung ärztlicher Nachlaßforderungen und vermittelt den Verkauf hinterlassener Bücher und Instrumente. Er ist bereit, die Beiträge der ärztlichen Vereine und Kassen gegen eine Provision einzuziehen. Die schwarze Liste, in der alle Schuldner, gegen die seitens des Vereinsbureaus die Zwangsvollstreckung fruchtlos ausgeführt ist und die den Offenbarungseid geleistet haben, verzeichnet sind, liegt im Vereinsbureau zur Einsicht der Mitglieder aus. Bei Übergabe von Liquidationen ist Angabe des Vornamens und Standes der Schuldner unbedingt erforderlich. Formulare zur Übergabe von Forderungen sind im Vereinsbureau zu haben.

Mitglied des Vereins kann jeder approbierte Arzt der Stadt Berlin und deren Umgegend werden (mit Ausnahme von Homöopathen), der sich zu einem jährlichen Beitrage von 3 M. verpflichtet.

Ein im Laufe des Jahres aufgenommenes, sowie ein im Laufe eines Jahres ausscheidendes Mitglied hat den für das laufende

Kalenderjahr bestimmten Beitrag von 3 M. zu entrichten. Falls die Zahlung des Beitrages nach erfolgter Aufforderung nicht bis 1. Juli erfolgt, erlischt die Mitgliedschaft nach Beschluß des Vorstandes. Beim Ausscheiden aus dem Verein verliert der Austretende den Anspruch an das Vereinsvermögen.

Kosten-Berechnungs-Tarif: Das Vereins-Bureau berechnet 10 Proz. der eingegangenen Gelder und 10 Pf. Bestellgeld für jede Liquidation sowie Erstattung der dem Bureau für das Einwohner-Melde-Amt, den Rechtsanwalt und Gerichtskosten usw. erwachsenden Nebenkosten, wozu bei allen bei Gericht anhängig gemachten Sachen im Falle der Zahlung noch für jeden Antrag eine Schreibgebühr von 10 Pf. pro Seite tritt, für Liquidationen, die uneinziehbar geblieben sind, eine Schreibgebühr von 25 Pf. und die dem Bureau entstandenen unvermeidlichen Nebenkosten; der Mindestbetrag der Tantieme beträgt 25 Pf. Beschwerden über die Geschäftsführung des Vereins-Bureaus sind an den Vorstand zu richten.

B. Wissenschaftliche Einrichtungen.

Stiftungen[1]) usw. für Mediziner (Studierende und Ärzte).

Akademie der Wissenschaften in Berlin. Aus den Mitteln der Akademie können Arbeiten aus den folgenden Gebieten unterstützt werden: Anatomie, Pathologische Anatomie, Physiologie, Hygiene und Bakteriologie. Es kommt hierbei, namentlich bei der Hygiene und Bakteriologie, wesentlich die theoretische Seite in Betracht. Stiftungen für Reisen, die die Förderung der wissenschaftlichen Medizin bezwecken: Humboldt-Stiftung (siehe S. 19).

Alvarenga-Preis: 800 M. Er wird jährlich für Ärzte und Studierende ausgeschrieben. — Verwaltung: Hufelandsche Gesellschaft in Berlin. Schriftführer: Prof. H. Strauß, Berlin W. 50, Kurfürstendamm 239. Tel. Charlottenburg 6593.

Blumenbachsches Stipendium wird von der Göttinger Universität aus abwechselnd dort und in Berlin einem ausgezeichnet befähigten Dr. med. für weitere Ausbildung durch eine wissenschaft-

---

[1]) Bezgl. Honorarstundung ist die Stundungsordnung maßgebend, die durch die Universitätsquästur zu beziehen ist; Gesuche um Freitischgelder mit Zeugnissen sind an Rektor und Senat zu richten und auf dem Universitätssekretariat abzugeben.

liche einjährige Reise verliehen, so oft die Zinsen zu 600 Talern (ca. 2000 M.) angewachsen sind. Bewerbung auf Grund einer wissenschaftlichen Arbeit von allen deutschen Universitäten aus bei dem königl. Kuratorium der Universität Göttingen.

Louise Bose-Stipendium. Kapital: 665 000 M. 1. Stipendium zu 600 M. jährlich zur Unterstützung Studierender, die das Physikum bestanden haben. Weiterverleihung bis zum Ende der gesetzlichen Studienzeit gestattet, ferner 600 M. als Beihilfe zur ärztlichen Prüfung. 2. Reisestipendium auf 1—2 Jahre zu 1500 M. für Halbjahr; Wiederverleihung zulässig für praktische, in Berlin promovierte Ärzte, für Assistenten bei einem medizinischen Institut der Universität und für alle Dozenten der Fakultät. 3. Unterstützung zur Förderung wissenschaftlicher Arbeiten für die unter 2 Genannten bis zu 1300 M. 4. Stipendium oder Unterstützung zu sonstigen, die medizinischen Studien fördernden Zwecken. — Verwaltung: Dekan der Medizinischen Fakultät. — Bewerbungen [zu 2 unter Angabe des Arbeitsplans] bis zum 6. V. an Dekan.

Dr. Hammer-Stipendium. Kapital: 17 493 M. Ein Stipendium auf vier Jahre für Deutsche, die das Abiturienten-Examen mit bestem Prädikat bestanden und deren Bedürftigkeit durch Zeugnis des Gymnasialdirektors bestätigt wird. Bevorzugt, wer mindestens ein Semester in Berlin Medizin studierte. — Verwaltung: Universität Berlin.

Heckersche Stiftung. Verleihung der Zinsen des Kapitals 2500 M. an einen bedürftigen, durch Fleiß und Leistungen ausgezeichneten Studenten der Universität Berlin zwecks Studienreise, nach Vollendung der vorgeschriebenen Studienzeit. Bevorzugt, wer das Examen rigorosum bestanden. — Verwaltung: Dekan der Medizinischen Fakultät.

Heymann-Breßler-Stiftung. Kapital: 30 300 M. Vier Stipendien von je 300 M. an deutsche Studierende der Medizin an der Berliner Universität, und zwar zwei an Christen, zwei an Juden. Gewährung unter der Voraussetzung der Zurückerstattung des gewährten Betrages, sobald der Unterstützte in gute Vermögenslage gelangt. Bewerbung bis 10. März. Verteilung 1. Mai. — Verwaltet durch ein Kuratorium; Vorsitzender Stadtrat Geh. San.-Rat Dr. Straßmann.

Dr. Henkelsches Stipendium. Jährlich 180 M. einem bedürftigen, besonders würdigen Medizin Studierenden an der Universität, dem Friedrich Wilhelm-Institut oder der Militärakademie zu Berlin (jetzige Kaiser Wilhelms-Akademie; vgl. das folgende) auf zwei Jahre. Verleihung auf Grund der besten Klausurbewerbungsschrift. — Bewerbungen an Berliner medizinische Fakultät.

Kaiser Wilhelms-Akademie. Für die Studierenden bestehen Stiftungen, aus deren Zinsen Prämien und Unterstützungen gewährt werden können. Die Zinsen einzelner Stiftungen dürfen auch zu Studienreisen Verwendung finden (siehe das vorige). (Die Aufnahmebedingungen siehe S. 98 unter „Militärsanitätswesen".)

Kaiserin Friedrich-Stiftung für das ärztliche Fortbildungswesen. Zweck: Die auf die wissenschaftliche Fortbildung der Ärzte gerichteten Bestrebungen, wie sie zurzeit namentlich von dem „Zentralkomitee für das ärztliche Fortbildungswesen in Preußen" gepflegt werden, an ihrem Teile nach Kräften zu fördern. — Verwaltung: Kaiserin Friedrich-Haus, Berlin NW. 6, Luisenplatz.

Robert Koch-Stiftung zur Bekämpfung der Tuberkulose. Kapital: ca. 1 200 000 M. — Zweck der Stiftung ist, wissenschaftliche Forschungen zur Bekämpfung der Tuberkulose zu unterstützen. Schriftführer: Prof. Dr. Schwalbe, Berlin W. 35, Karlsbad 5.

Ernst von Leyden-Stiftung. Kapital: 56000 M. — Bestimmung: Zinsen zur Förderung medizinischer Forschungen auf dem Gebiete der inneren Medizin. — Vorsitzender: Wirkl. Geh. Rat Prof. Dr. von Leyden, Exzellenz, Berlin W. 10, Bendlerstraße 30.

Heinrich Lippertsche Preisstiftung. Kapital: 32 000 M. Alle drei Jahre ein Stipendium von 1800 M. zur Prämierung der besten Arbeit eines in pathologischer und therapeutischer Beziehung zu behandelnden Themas, das ein Jahr vorher die medizinische Fakultät der Universität Berlin aus dem Gebiete der Gehirn-, Nerven- und anderer Erkrankungen bestimmt.

Bewerbungsbedingungen: a) Zur Bewerbung zuzulassen ist jeder an einer deutschen oder österreichischen Universität auf Grund eines zum medizinischen Universitätsstudium berechtigenden Reifezeugnisses immatrikulierte Studierende der Medizin, sowie jeder in Deutschland oder Österreich ansässig und staatlich approbierte praktische Arzt. b) Die Bearbeitung des ausgeschriebenen Themas muß in deutscher Sprache erfolgen. c) Die Einreichung der das Thema behandelnden Arbeiten muß bis zum 1. Dezember an das Sekretariat der Universität zu Berlin erfolgen. d) Den Arbeiten ist in besonderem versiegelten Umschlag beizufügen: 1. Seitens eines Studierenden: Das Reifezeugnis und das Universitätsanmeldebuch (Testierbuch, Testierbogen usw.) oder beglaubigte Abschrift dieser Papiere. 2. Seitens eines praktischen Arztes: Der Nachweis über die erfolgte Approbation. 3. Seitens sämtlicher Bewerber ein Blatt, das den Namen des Bewerbers enthält, sowie die ausdrückliche Versicherung an Eidesstatt, daß der Bewerber die Arbeit selbständig angefertigt habe.

Immanuel Munk-Stiftung. Kapital 12000 M. Ein Stipendium von ca. 430 M., für einen bedürftigen, durch Fleiß und Leistungen ausgezeichneten Studierenden der Medizin. — Meldung April bis Mai. — Verwaltung: Senat der Berliner Universität.

Rudolphsches Stipendium. Kapital 14700 M. Zwei Stipendien zu je 300 M. an zwei Studierende der Medizin auf einer preußischen Universität für die Dauer der vorgeschriebenen Studienzeit. Bewerber müssen preußische Untertanen, bedürftig, würdige Abiturienten eines preußischen Gymnasiums sein. — Verwaltung: Berliner Magistrat.

Adolf Salomonsohnsche Stiftung. Zur Förderung wichtiger Arbeiten auf naturwissenschaftlichem — auch biologischem und medizinischem — Gebiet durch tüchtige Kräfte, denen für längere Forschungszeit nicht genug Mittel zur Verfügung stehen. Unterstützung von 1000 bis 2300 M. — Verwaltung: Besonderes Kuratorium, Unter den Linden 4.

Simson Simon-Stipendium. Kapital: 24000 M. Jährlich 1200 M. auf vier Jahre für Medizin studierende Preußen jüdischen Glaubens mit unbedingt gutem Reifezeugnis eines Berliner Gymnasiums. — Verleihung durch Universitäts-Kuratorium.

Sömmering-Preis-Stiftung. Es wird alle vier Jahre ein Preis, bestehend aus einer silbernen Medaille und 500 M. in bar, demjenigen deutschen Gelehrten zuerkannt, der die Physiologie im weitesten Sinne des Wortes am bedeutendsten in den verflossenen vier Jahren gefördert hat. Verleihung: Senckenbergische Naturforschende Gesellschaft in Frankfurt a. M.

Stiebel-Preis-Stiftung. Es wird alle vier Jahre ein Preis von 300 Fl. verliehen für die beste Arbeit, die im Verlaufe der letzten vier Jahre über „Entwickelungsgeschichte" oder „Kinderkrankheiten" erschienen ist. Die Verleihung des Preises erfolgt durch eine Kommission, die sich aus Vertretern der Dr. Senckenbergischen Stiftungs-Administration, des ärztlichen Vereins und der Senckenbergischen Naturforschenden Gesellschaft in Frankfurt a. M. zusammensetzt.

Tiedemann-Preis-Stiftung. Alle vier Jahre wird eine Medaille und 500 M. in bar demjenigen deutschen Forscher zuerkannt, der in dem genannten Zeitraum die ausgezeichnetste Arbeit aus dem Gebiete der vergleichenden Anatomie und Physiologie im weitesten Sinne veröffentlicht hat. — Die Verleihung erfolgt durch die Senckenbergische Naturforschende Gesellschaft in Frankfurt a. M.

Kurator: Dr. Roediger, I. Direktor der Senckenbergischen Naturforschenden Gesellschaft in Frankfurt a. M

(Die nachstehenden Stiftungen sind auch Angehörigen der anderen Fakultäten zugänglich.)

Adolph-Stiftung. Für Studierende. Monatlich 6 bis 12 M. Anfragen usw. an Universitätssekretariat in Berlin.

Heinrich Alexander-Stiftung. Kapital: 7500 M. Zinsen zur Hälfte für jüdische, zur Hälfte für christliche Studierende. — Verleihung durch den Vorstand der jüdischen Gemeinde.

Friedrich Althoff-Stiftung. Stiftungskapital: 100 000 M. Folgende Berufskreise kommen bei der Stiftung in Betracht: Die Mitglieder der Königl. Akademie der Wissenschaften in Berlin und der Gesellschaft der Wissenschaften in Göttingen; die Lehrer der preußischen Universitäten; die wissenschaftlichen Beamten der Königl. Bibliothek in Berlin, der preußischen Universitäts-Bibliotheken und der sonstigen großen wissenschaftlichen Staatsinstitute, die dem Geschäftsbereiche des Unterrichtsministeriums angehören. Beihilfen können im Falle des Bedürfnisses und in Ermangelung von andern Hilfsquellen Angehörigen der genannten Berufskreise sowie deren Hinterbliebenen gewährt werden. — Zu den Zwecken der Stiftung werden verwandt die Zinsen des Stiftungsvermögens bis zu einer näher bestimmten Grenze, ferner die laufenden Beiträge und Zuwendungen, die mit dieser Bestimmung der Stiftung gemacht werden. Der laufende Beitrag beträgt jährlich 3 M. An Stelle des laufenden Beitrags kann ein einmaliger in Höhe von 50 M. treten. Die Stiftung ist durch besonderen Vertrag mit dem Verein für Wohlfahrtsmarken in den Stand gesetzt, auf Wunsch des Beitragenden bei der Einzahlung 1 M. in Wohlfahrtsmarken des Vereins für Wohlfahrtsmarken behufs Verwendung im brieflichen Verkehr zurückzuerstatten. — Die Unterstützungen können 1000 M. und darüber betragen.

Adolf Arnstein-Stiftung. Kapital: 30 000 M. Stipendium von jährlich 300 bis 900 M. auf ein bis vier Jahre. Die halben Zinsen für Juristen, die andere Hälfte für Mediziner und Historiker. — Bewerbungen bis 15. Januar an Rektor und Senat (Universitäts-Sekretariat).

Dr. Heinrich Bauer-Stiftung. 360 M. jährlich, meist auf drei Jahre. Nächst den Verwandten haben Anspruch Söhne von Potsdamer Bürgern, die drei Jahre mindestens dort gewohnt haben. — Verwaltung: Oberbürgermeister von Potsdam.

Bendemann-Stiftung. Kapital: 7500 M. Stipendien à 60 M. an bedürftige Studierende. — Verleihung durch Senat der Universität Berlin.

Beuth-Stipendium-Stiftung. Stipendien zu 1200 M. jährlich auf fünf Jahre an würdige, bedürftige Studierende. Unbedingt bevorzugt Verwandte und sodann Eingeborene der Stadt Cleve. Zwei Semester Aufenthalt in Berlin erforderlich. — Verleihung durch Senat der Universität Berlin.

Simon Bladsche Stiftung. Kapital: 492750 M. Zinsen: 20162 M. Zur Unterstützung von Personen, die wissenschaftlichen und technischen Studien obliegen und deren Befähigung zur Hoffnung auf hervorragende Leistungen berechtigt, und zwar jährlich 300—500 M. auf höchstens drei Jahre. — Verwaltung: Städtische Stiftungsdeputation Berlin.

v. Börstel-Stipendium. Kapital: 24000 M. Für Familienmitglieder auf Schulen und Universitäten. — Verleihung durch Amtsgericht I in Berlin.

Boeßel-Stipendium. Kapital: 7560 M. Stipendium für einen Studierenden aus der Familie des Stifters, demnächst für solche aus Aken (bei Magdeburg), und wenn auch solche nicht vorhanden, für arme Studierende aus Berlin. Stipendiaten sollen in Halle studieren und das Stipendium ein Jahr genießen. — Verwaltung: Kuratorium der Hospitäler zum Heil. Geist und St. Georgen in Berlin.

Wilhelm Borchert-Stiftung für die städtischen Realgymnasien und Oberrealschulen Berlins. Kapital: 450000 M. Stipendien von 600—1800 M. für ein oder mehrere Jahre an befähigte, unbemittelte ehemalige Schüler sämtlicher unter dem Patronat Berlins stehender Realgymnasien und Oberrealschulen, die der Prima angehört und die Reifeprüfung bestanden haben, zur weiteren Ausbildung in Wissenschaft, Technik oder Kunst, unabhängig von der Konfession. Verwandte bevorzugt. — Verwaltung: Magistrat von Berlin.

v. Bredow-Stiftung. Jährlich 180 M. auf ein bis zwei Jahre. — Kollator: Graf v. Bredow zu Friesack.

Burschsches Stipendium. Kapital 9900 M. Ein jährliches Stipendium von 300 M. abwechselnd für bedürftigen und würdigen, in Berlin studierenden Juristen oder Mediziner, auf ein Zeugnis einer mit „sehr fleißig" bestandenen Dekanatsprüfung hin. (Verwandte bevorzugt.) — Verwaltung: Senat der Universität in Berlin.

Caspersche Stiftung. Kapital: 750000 M. Zwei Viertel der Zinsen werden in Stipendien von je nicht über 600 M. an Studierende vergeben, die auf Grund eines Reifezeugnisses immatrikuliert,

Söhne von bürgerlichen Eltern, evangelischen Glaubens und preußische Staatsangehörige sind. Die Stipendien werden auf ein Jahr bewilligt, können jedoch den Stipendiaten, sofern sie sich bewähren, bis zum Ablaufe der gesetzlichen Studienzeit weiter verliehen werden. Mediziner im neunten Semester werden nur dann noch berücksichtigt, wenn sie ein Stipendium dieser Stiftung bereits im laufenden Jahre beziehen. — Gesuche bis zum 1. Februar. Verleihung: 1. April jeden Jahres. — Verwaltung: Senat der Universität in Berlin.

Dequede-Stiftung. Kapital: 6000 M. Ein Stipendium zu 240 M. meist auf drei Jahre. — Verleihung durch Regierung zu Frankfurt a. O.

Fahrlandt-Stipendium. Drei Stipendien à 168 M. auf drei Jahre. — Verleihung durch Regierung zu Potsdam.

Flesch-Stipendium. Kapital 12 000 M. Ein Stipendium zu 150 M. auf drei Jahre. Dessen Eltern müssen mindestens 10 Jahre in Potsdam gewohnt haben.

Kommerzienrat Fraenkelsche Stiftungen in Breslau. Unterstützung jüd. Studierender (aller Fächer) aus Breslau, bzw. Schlesien. — Kuratorium in Breslau, Junkerstraße 11.

Gaffronsche Stipendien. Kapital: 55 000 M. Sechs Stipendien à 300 M. für bürgerliche Studierende, je drei Pommern und drei Märker auf drei Jahre. — Verleihung von vier Stipendien durch das königl. Provinzial-Schulkollegium in Berlin, von zwei durch die Pommersche General-Landschaftsdirektion in Stettin.

Goldbeck-Stipendium-Stiftung. Kapital: 302 500 M. Vier Stipendien bis 630 M. für evangelische, fleißige und bedürftige Studierende der Medizin. — Verleihung auf die gesetzliche Studienzeit. — Besonderes Kuratorium an der Universität in Berlin. Vorsitzender: Rektor.

Goeschkesches Stipendium. Kapital: 3000 M. Zinsen für ein bis zwei Studierende aus Zossen auf drei Jahre. — Verleihung durch Magistrat in Zossen.

Goeschkesches Legat. Kapital: 5100 M. Für Studierende aus Spandau auf zwei bis drei Jahre. — Verleihung: Magistrat zu Spandau.

Göring-Stipendium. Kapital: 15 000 M. Zwei Stipendien à 300 M. für bedürftige Söhne Ruppiner Bürger. — Gesuche an den Magistrat von Neu-Ruppin.

Hackersche Stiftung. Ein Stipendium von 75 M. für einen armen Studierenden. Verwandte bevorzugt. — Verwaltung: Berliner Magistrat.

v. d. Hagensches Stipendium. Stipendium zu 1500 M. für Studierende, bzw. Schüler der Familie v. d. Hagen. Den Studierenden wird das Stipendium auf drei Jahre, für ev. Reisen auf zwei Jahre bewilligt. — **Verleihung** durch zwei Mitglieder der Familie v. d. Hagen.

Hirsch und Julie Hammerfeldsche Stiftung. Kapital: 30 000 M. Zehn Unterstützungen, nicht unter 90 M., für arme Kinder und Studenten der Berliner Universität bis zum vollendeten 24. Lebensjahre. Verteilung am 2. Juni. — Schriftliche Meldungen (Geburtsattest, Zeugnisse, Armutszeugnis und Angabe der besuchten Schule) bis 15. Mai bei Herrn Paul Droste. Berlin, Blumenstraße 67 B.

Heerbrandtsches Stipendium. Kapital: 4250 M. Für zwei Studierende aus des Stifters Verwandtschaft, in deren Ermanglung für zwei arme Bürgerssöhne, die zum Studieren Lust haben. — Verwaltung: Berliner Magistrat.

Hilfsverein für jüdische Studierende. Für jüdische Studierende aller Fakultäten und Hochschulen in Berlin. Höhe der Einzelunterstützung: 50—90 M. vierteljährlich. Unterstützt werden diejenigen Studierenden hiesiger Universität, denen die Mittel zur Fortsetzung ihres Studiums oder zur Ablegung der bis zum Eintritt in die praktische Laufbahn nötigen Examina fehlen. Zu einem Examen wird nur derjenige unterstützt, der mindestens zwei Semester in Berlin studiert hat. Wer auf Unterstützung Anspruch macht, hat außer dem Zeugnis der Reife und der Matrikel das Dürftigkeitszeugnis oder, falls er Ausländer ist, irgend eine andere amtliche Bescheinigung seiner Dürftigkeit beizubringen. Die Unterstützung ist entweder eine einmalige oder laufende. Die laufende Unterstützung wird vierteljährlich ausgezahlt und nur auf sechs Monate bewilligt; nach ihrem Ablauf hat der Unterstützte die Verlängerung nachzusuchen. Doch kann aus besonderen Gründen demselben auch während dieser Zeit die Unterstützung wieder entzogen werden. Wer sich um eine Unterstützung bewirbt, muß dem zeitigen Schriftführer sein Gesuch schriftlich einreichen und im Fall ihm eine Unterstützung bewilligt wird, sich schriftlich verpflichten, die ihm gezahlten Beträge entweder in Raten oder in ungetrennter Summe zurückzuzahlen, sobald die Verhältnisse es ihm gestatten werden. Fünf Jahre nach Beendigung der gesetzlichen Studienzeit des Unterstützten ist der Vorstand berechtigt, denselben an die Rückzahlung zu erinnern. — Wissenschaftliche Arbeiten können nicht unterstützt werden. Dagegen werden Preisaufgaben (Preise zwischen 150 und 500 M.)

gestellt. — Gesuche an den Schriftführer: Prof. Dr. Liebermann, Berlin W., Bendlerstraße 10.

Hoffmeistersches Legat. 900 M., Zinsen: 44,25 M., ein Stipendium für einen Berliner Studierenden. — Verwaltung: Magistrat Berlin.

Alexander von Humboldt-Stiftung. Als Beihilfe zur Doktorpromotion an der Berliner Universität in jeder Fakultät, ca. 300 M., nach der Promotion auszuzahlen. Mediziner haben bei Bewerbung das Zeugnis über ärztliche Approbation beizubringen. Verwaltung: Vorstand des Hilfsvereins für jüdische Studierende (Prof. Liebermann, Berlin W. 10, Bendlerstraße 10).

Humboldt-Stiftung für Naturforschung und Reisen. Die Stiftung ist bestimmt, hervorragenden Talenten, wo sie sich finden mögen, ohne Rücksicht auf Nationalität oder Konfession, in allen den Richtungen, in denen A. v. Humboldt seine wissenschaftliche Tätigkeit entfaltete, namentlich zu naturwissenschaftlichen Arbeiten und größeren Reisen, Unterstützungen zu gewähren. — Verwaltung: Akademie der Wissenschaften in Berlin (siehe S. 11).

Jagor-Stiftung zur Vermehrung nützlicher Kenntnisse und Fertigkeiten. Kapital: 889 000 M. Zinsen: 31 467 M.

Gewährung von Mitteln zur Lösung bestimmter, von der Verwaltung der Stiftung für wichtig erachteter Aufgaben, inbesondere solcher, die die Erforschung der Naturgesetze und die Dienstbarmachung der Naturkräfte bezwecken, an Deutsche beiderlei Geschlechts ohne Rücksicht auf den Wohnort und das religiöse Bekenntnis, die infolge ihrer bisherigen Leistungen oder hervorragender Begabung von dem Kuratorium als besonders befähigt dazu erachtet werden. Ausnahmsweise auch durch Stellung von Preisaufgaben, falls die Verwaltung der Stiftung glaubt, in besonderen Fällen dadurch die Lösung bestimmter Fragen wesentlich fördern zu können. Zur Förderung von reinen Studienzwecken behufs Erwerbung von Kenntnissen ohne ein ganz bestimmtes, obigen Bestimmungen entsprechendes Ziel sollen die Mittel der Stiftung nicht gewährt werden. — Bewerbungen: Besonderes Kuratorium; Stiftungsdeputation des Berliner Magistrats z. H. des Oberbürgermeisters.

Joachimsches Legat. Kapital: 12 000 M. Zinsen für Studierende aus Spandau. — Verleihung: Magistrat zu Spandau.

Jüngkensche Stiftung. Aus den Zinsen werden Stipendien von 900—1800 M. jährlich an Studierende der Berliner Universität, besonders Söhne von Universitätsprofessoren und höheren Staatsbeamten, während des Studiums in Berlin und event. auch auswärts und auch ferner zur höheren wissenschaftlichen Ausbildung ein event.

vier bis fünf Jahre nacheinander verliehen auf Grund einer zu diesem Zweck besonderen Dekanatsprüfung und schriftlicher Bewerbung bis zum 31. Dezember. Angabe über Vermögensverhältnisse der Eltern erforderlich. — Verwaltung: Kuratorium, Rektor Vorsitzender.

Kaiser Wilhelm-Stiftung für Angehörige der Reichspost- und Telegraphenverwaltung. Kapital 1901: 713 300 M. Ein Teil der Zinsen zur Unterstützung der Angehörigen der Beamten zwecks Förderung ihrer sittlichen und geistigen Bildung: 7050 M. für 38 Personen als Studienstipendien. — Bewerbungen: Sekretariat der Universität in Berlin.

König Wilhelm-Stipendium. Acht Stipendien à 150 M. für je zwei Studierende sämtlicher Fakultäten, ein Stipendium für christliche Studierende aller Fakultäten à 150 M., zwei Stipendien aus der Flatauschen Schenkung à 150 M. ohne Unterschied der Konfession. — Bewerbungen an das Ministerium der geistlichen Angelegenheiten in Berlin W. 64, Unter den Linden 4.

König Wilhelm-Stiftung für erwachsene Beamtentöchter. Kapital: 536 713 M. Ein Teil der Unterstützungen für bedürftige Töchter verstorbener preußischer Staats- (auch Subaltern-) Beamten als Stipendien zur Ausbildung in Wissenschaft, Technik usw. ($1/10$ der jährlichen Summe kommt auf Berlin). — Verwaltung: C., Königl. Schloß, Lustgarten 3.

Kleist-Heinsches Stipendium. Kapital 3000 M. Ein Stipendium für einen geborenen (Stadt) Brandenburger auf drei Jahre. — Kollator: der Senior der Familie.

Kohle-Cosmar-Stipendium. Kapital 5400 M. Ein oder zwei Stipendien für arme Studierende; Verwandte bevorzugt. — Verwaltung: Magistrat Berlin.

Kuczynskische Stiftung. Kapital: 12 000 M. Die Zinsen im Betrage von 419 M. werden als Stipendium auf ein Jahr — ev. mit Wiederholung, bei vierjähriger Studienzeit — einem würdigen und bedürftigen reichsangehörigen Studierenden an der Berliner Universität auf Grund einer Dekanatsprüfung im Januar verliehen. — Bewerbung an Sekretariat. — Verwaltung: Senat der Universität zu Berlin.

Kurmärkisches Stipendium. Kapital: 94 000 M. 15 Stipendien zu je 300 M. jährlich, drei Jahre hintereinander, an vier geborene Alt- und elf Kurmärker, die an der Berliner Universität studieren; verbunden mit freien Kollegien. — Verwaltung: Ministerium der geistl. Unterrichts- usw. Angelegenheiten in Berlin W. 64, Unter den Linden 4.

Lebusisches Stipendium. 210 M. und 90 M. auf drei Jahre. — Verleihung durch die Regierung zu Frankfurt a. O.

Sara Levy-Stipendium. Kapital: 4500 M. Zwei Stipendien (91 M.) an zwei jüdische Theologen, bzw. Mediziner, auf ein ev. zwei bis drei Jahre. — Verleihung durch Senat der Universität Berlin.

Lewald-Stahr-Stiftung. Kapital: 30 000 M. Zinsen zur Unterstützung tüchtiger, begabter junger Leute beiderlei Geschlechts, für Ausbildung in Wissenschaften, Künsten, auch anderen Berufen. Verwandte bevorzugt. — Verwaltung: Stiftungsbureau des Magistrats Berlin.

Louis Liebermann-Stiftung. Unterstützungen von 100 bis 1000 M. an Personen jeder Konfession zur Ausbildung hervorragend Begabter in Kunst und Wissenschaft. Dieselbe Person kann drei Jahre lang selbst den Höchstbetrag erhalten. Austeilung: 29. April. — Verwaltung: Stiftungsdeputation des Magistrats Berlin.

Lindemannsches Stipendium. Kapital: 1275 M. Stipendium von 63,75 M. für einen Studierenden. — Verwaltung: Magistrat zu Berlin und Senior der Lindemannschen Familie.

Lissaer Hilfsverein. Unterstützung würdiger und hilfsbedürftiger Personen, die selbst oder deren Eltern mindestens zwei Jahre in Lissa ansässig gewesen und die sich dauernd in Berlin aufhalten, auch zu Erziehung, Unterricht und Studium, laufend bis 400 M. jährlich, einmalig bis 150 M., als Darlehen zum Studium jährlich höchstens 200 M. bis zum Abschluß desselben. — Verwaltung: Vorstand L. Cohn, N. 54, Brunnenstraße 25.

Salomon Littauersche Stiftung. Kapital: 1800 M. Stipendium zur Unterstützung eines jüdischen Studierenden. — Verwaltung: Vorstand der jüdischen Gemeinde in Berlin.

Gräfl. Lynarsches Legat. Ein Stipendium zu ca. 150 M. für Spandauer Bürgerssöhne, ev. tüchtige Fremde. — Verleihung: Magistrat Spandau.

v. Mandt-Ackermann-Stiftung. Kapital: 72 000 M. Von den Zinsen ein Drittel (ca. 762—864 M.) für christliche Mediziner. Unbedingtes Vorzugsrecht für Nachkommen der Verwandten und zweier Freunde der Stifter. — Verleihung der Stipendien nur stets auf ein Semester, auch für Studium im Ausland, an Mediziner bis zu vier Jahren. — Bewerbung bis 12. XI. — Verwaltung: Kuratorium an der Berliner Universität (Rektor).

Marder-Stipendium. Kapital: 6000 M. Ertrag für Spandauer Stadtkinder. — Verleihung: Magistrat Spandau.

Marckwaldsche Stipendien-Stiftung. Kapital: 50 000 M. Stipendien im Betrage von 300 M. werden Studierenden aller Fakultäten, mit Ausnahme der theologischen, und zwar zur Hälfte christlichen, zur anderen jüdischen gewährt, auf ein Jahr mit Wiederholung für die Dauer der Studienzeit, nach jedesmaligem Ausweis andauernder Würdigkeit. — Verwaltung: Senat der Universität zu Berlin. — Bewerbungen vor 31. XII. an Sekretariat.

Felix Meyer-Mende-Stiftung. Kapital: 10000 M. Für jüdische bedürftige Studierende der Berliner Universität, alljährlich am 3. Juli (ein Stipendium) etwa 370 M. — Verwaltung: Armenkasse der jüdischen Gemeinde, Berlin, Rosenstraße 2—4.

Moser-Stipendium. Kapital: 3000 M. Ein Stipendium à 150 M. auf ein, zwei oder drei Jahre für einen Studierenden, Inländer oder Ausländer, abwechselnd jüdisch und christlich. Verwandte bevorzugt. — Verleihung: Rektor und Senat der Universität Berlin.

Daniel Müller-Stiftung. Kapital: 50000 M. 2 Stipendien von 600 M. an würdige, evangelische, bürgerliche, deutsche Studierende. Genuß für die Dauer der gesetzlichen Studienzeit. — Verwaltung: Senat der Berliner Universität.

Naumann-Lachmann-Stiftung. Kapital: 90000 M. Ein Teil der Zinsen zum Studium. — Verwaltung: Justizrat Dr. Edmund Lachmann, Berlin W., Bendlerstraße 9.

Julius Neumannsche Schüler-Stiftung. Kapital: 24300 M. Stipendien für jüdische Schüler zum Besuch höherer wissenschaftlicher technischer, gewerblicher Anstalten. Bevorzugt Zöglinge der jüdischen Gemeinde-Knabenschule. — Verwaltung: Armenkommission der jüdischen Gemeinde in Berlin, Rosenstr. 2—4.

Neumeistersches Legat. Kapital 1500 M. Zinsen: 75 M. für studierende Spandauer Bürgerssöhne. — Verleiher: Magistrat Spandau.

Noltescher Stipendien-Fonds. Ein Stipendieum zu 260 M. an einen armen früheren Zögling des Friedrich Wilhelms-Gymnasiums in Berlin. — Verleihung: Königl. Provinzial-Schulkollegium auf Vorschlag des Lehrerkollegiums.

Nößlersches Stipendium. Kapital: 2250 M. Ein Stipendium zu 120 M. auf ein Jahr. — Verleihung: Königl. Provinzial-Schulkollegium Berlin.

Oelrichsches Stipendium. Neun Universitäts-Stipendien zu je 150 M. — Verwaltung: der Direktor des Joachimstaler Gymnasiums in Charlottenburg.

Padersteinsche Stiftung. Kapital: 30000 M. Stipendium für ein bis höchstens drei Jahre für junge Gelehrte, die das Studium absolviert haben, in Berlin wohnen und dort innerhalb der folgenden Jahre bleiben, von denen nach ihren bisherigen Leistungen gediegene

Arbeiten auf dem Felde der Naturwissenschaften zu erwarten stehen, die aber nicht im Besitze ausreichender Mittel zur Fortsetzung ihrer Arbeiten sind. — Verleihung jedesmal zwei Jahre hintereinander abwechselnd von der medizinischen und der philosophischen Fakultät Berlin. — Verwaltung: Rektor und Senat der Universität Berlin.

Posener Stipendium. Ein Stipendium zu 300 M. auf zwei Jahre, zahlbar vom Minister der geistl. usw. Angelegenheiten. — Bewerbung an den Ober-Präsidenten der Provinz Posen.

Reichenheim-Boecksches Stipendium. Kapital: 6000 M. Von den Zinsen werden zwei gleiche Stipendien, eins einem Studierenden christlicher, das andere einem jüdischer Religion, jährlich verliehen, jeden 24. November. Der Bewerber darf noch nicht vier Jahre studiert haben, muß würdig, fleißig und bedürftig sein. — Verwaltung: Senat der Universität Berlin.

Reichertsche milde Stiftung. Zwanzig Freitisch-Portionen zu je 150 M., zwei Stipendien zu je 600 M. jährlich für bedürftige, fleißige Studierende der Berliner Universität, die Inländer sind. — Bewerbungen an das Universitätssekretariat.

von Schliebensche Stiftung. Kapital: 3700 M. Die Zinsen von 185 M. für zwei Berliner Studierende, namentlich Söhne von Geistlichen und armen Bürgern, auf drei ev. mehr Jahre. — Verwaltung: Magistrat Berlin.

Schmidtsches Stipendium (Anna Marie Gottliebe geb. Scheuermann). Kapital: 6000 M. Stipendien auf drei Jahre; Zahlung halbjährlich pränumerando. Besonders Verwandte und Brandenburger Stadtkinder. — Verleihung: Magistrat und Ephorus des Gymnasiums zu Brandenburg.

Schmidtsches Stipendium (Bernhard Schmidt-Potsdam). Ein Stipendium jährlich 90 M. auf zwei Jahre. — Verleihung: Magistrat zu Potsdam.

Schmidtsches Stipendium (Joachim Ernst Schmidt in Mittenwalde). Kapital: 5000 M. Ein Stipendium à 120 M. auf zwei Jahre. Für Verwandte und Mittenwalder Stadtkinder. — Verleihung: Magistrat Mittenwalde.

Schmidt-Stipendium (Johann Sophie Schmidt). Kapital: 7500 M. Schüler und Studierende auf eine von den Kollatoren zu bestimmende Zeit, für Wriezener Stadtkinder. — Verleihung: Magistrat Wriezen.

Schöpke-Stiftung. Aus den Zinsen sollen hilfsbedürftige Söhne verstorbener oder außer Dienst befindlicher Rechtsanwälte, Notare des Deutschen Reiches ohne Konfessionsunterschied, die auf der

Universität Berlin studieren, während dieses Studiums Stipendien im Betrage von ca. 380 M. erhalten. Die Verleihung, auf ein Jahr, kann wiederholt werden. Dem Stipendiaten wird zur Pflicht gemacht, die empfangenen Summen zurückzugewähren, sobald er in der Lage ist. — Verwaltung: Rektor und Senat der Universität zu Berlin. — Bewerbungen: November oder Dezember an Sekretariat der Universität.

Schreibersches Legat. Kapital: 1500 M. Ein Stipendium von 85 M. für Studierende aus Spandau auf ein Jahr. — Verleihung: Ministerium der Nicolai-Kirche zu Spandau.

Schuckmann-Stiftung. Kapital: 94 000 M. Fünf Stipendien zu je 600 M. für Söhne von Staatsbeamten der allgemeinen, innern und Bergbau-Verwaltung, und zwar drei für Söhne höherer, zwei subalterner Beamter, die sich für höheren Staatsdienst, Wissenschaft oder Kunst vorbereiten, auf einen Zeitraum von nicht mehr als sechs Jahren. — Verwaltung: Minister des Innern in Berlin.

Dr. Paul Schultze-Stiftung. Kapital: 107 500 M. Vier Stipendien zu je 900 M. für ein Jahr. — Bewerbung durch eine wissenschaftliche Arbeit, bis zum 1. Mai jedes Jahres einzureichen an das Sekretariat. Themen dazu bis zum 15. Dezember am Schwarzen Brett der Universität. — Verwaltung: Senat der Berliner Universität.

Städtische Stipendien-Stiftung. Kapital: 18 000 M. Jährlich sechs Stipendien, je 150 M. auf drei, für Mediziner auf vier Jahre an ortsangehörige würdige fleißige Studierende der Berliner Universität, die ohne diese Hilfe die Kosten des Studiums nicht bestreiten könnten. — Verwaltung: Kuratorium, an dessen Spitze der Oberbürgermeister von Berlin.

von Stägemannsche Stiftung. Kapital: 22 500 M. Zwei Stipendien von je 450 M. für Studierende in Berlin, die noch nicht drei Jahre studiert haben, auf vier Jahre nacheinander zu verleihen. — Verwaltung: Kuratorium des Schindlerschen Waisenhauses in Berlin.

Stiftung des Städtischen Unterstützungs-Fonds für Studierende der Berliner Universität. 10 000 M. jährlich. Unterstützung in Raten von 250—500 M. Ortsangehörige bevorzugt, die Würdigkeit und Bedürftigkeit nachweisen können. Wiederholung bis zur Vollendung des Studiums auf Grund eines Zeugnisses über ein Dekanats-Tentamen. — Verwaltung: Kommission mit Oberbürgermeister von Berlin und Rektor der Universität an der Spitze.

Stipendien der Friedensgesellschaft zu Potsdam. Zwei Stipendien à 150 bis 180 M. auf ein Jahr ohne Rücksicht auf Fakultät. Bewerber müssen im Regierungsbezirk Potsdam oder in Berlin heimisch sein und inländische Universitäten besuchen. — Gesuche spätestens im Juni jedes Jahres an den Vorstand der Friedensgesellschaft zu Potsdam.

Trenkle-Stiftung. Abwechselnd für Ärzte und Naturforscher. — Verwaltung: Vorstand der Gesellschaft deutscher Naturforscher und Ärzte, z. H. des geschäftsführenden Sekretärs Prof. Dr. Rassow, Leipzig, Dörrienstraße 13.

Carl Twesten-Stiftung für deutsche Studierende. Ein Stipendium von 300 M., die auf ein oder mehrere Jahre einem ausgezeichneten deutschen Studierenden, ohne Beschränkung nach Fakultät oder Konfession oder auf ein Triennium, nur mit Bevorzugung von Siebenbürger Sachsen oder Deutsch-Russen aus den baltischen Provinzen, verliehen wird. — Bedingung für letztere, denen schon vor Antritt des Studiums das Stipendium verliehen werden kann, ist Immatrikulation an hiesiger Universität spätestens in dem der Verleihung folgenden Semester. — Bewerbung zu Anfang des Wintersemesters bis 15. November an das Sekretariat. — Verwaltung: Rektor und Senat der Universität zu Berlin.

Verein Lechem Bachurim. Für arme jüdische Studenten. Unterstützungen von 10—30 M. — Verwaltung: A. Seegall, Berlin, Rosenthalerstr. 42.

Rudolf Virchow-Stiftung zur Förderung wissenschaftlicher, insbesondere der Kenntnis vom Menschen dienender Forschungen. Zweck der Stiftung ist, mit den Zinsen das Studium der Anthropologie, der Ethnologie, der Archäologie, der vergleichenden Sprachforschung und der medizinischen Geographie durch Reiseunterstützungen, durch Beihilfe zu Untersuchungen, Ausgrabungen u. dgl., ingleichen durch Beihilfe zu Publikationen, Herstellung von Tafeln, Abbildungen und Apparaten, durch Ankauf von wissenschaftlichem Material und in sonst geeigneter Weise zu fördern. Bevorzugt werden solche Unternehmungen, für die ein bestimmt formulierter Plan und eine Kostenberechnung vorliegen. — Vermögen der Stiftung: 200 600 M. — Vorstand: Mehrgliedrige Kommission. Auskünfte durch Geh. Med.-Rat Prof. Dr. H. Virchow in Berlin, Kaiserin Augustastr. 77.

Zinsen-Stipendium. Kapital: 4000 M. Ein Stipendium à 180 M. für Studierenden aus Spandau. Auskunft: Sekretariat der Universität Berlin.

Verein zur Gewährung zinsfreier Darlehen an studierende Frauen. Am meisten ist der Verein in der Lage, Medizinerinnen in klinischen Semestern beizustehen, da ihm gemeinsam mit Vertretern des Berliner Magistrats die Verwaltung der Stiftung obliegt, die der in Tilsit verstorbene Sanitätsrat Dr. Goburek errichtet hat. Nach den Bestimmungen des Stifters können aber Studentinnen der Medizin in den vorklinischen Semestern nicht berücksichtigt werden. Daneben hilft er Studentinnen, die mit Erfolg mindestens drei Semester studiert haben, über materielle Not hinweg.

Bewerberinnen müssen die deutsche Staatsangehörigkeit besitzen, an einer deutschen Universität immatrikuliert sein und die ärztliche Vorprüfung bestanden haben.

Vorsitzende: Frau Dr. Lydia Rabinowitsch-Kempner.

Schatzmeister: Bankier Richard Rosenthal, Berlin W., Behrenstraße 14/16.

Zweiter Teil.

Wohlfahrtseinrichtungen.

A. Krankenhauswesen.

I. Nachweis von freien Betten in den Krankenhäusern von Groß-Berlin.

Rathaus Berlin. Telephon: Magistrat Berlin Zentral-Meldestelle.

Über die Charlottenburger Anstalten, sowie die dortigen sonst noch vorhandenen Einrichtungen für Kranke, Genesende, Rekonvaleszenten usw. gibt Auskunft das „Cecilienhaus", Berlinerstr. 137, Tel.-Amt: Charlottenburg 9558, 9559, 9560, und **Vereinigung der Wohltätigkeitsbestrebungen.** Geschäftsstelle ebenda. Tel.-Amt: Magistrat Charlottenburg 172.

II. Krankenanstalten.

a) Allgemeine Krankenhäuser.

1. In Berlin.

Augusta-Hospital, NW. 4, Scharnhorststraße 3.

Bettenzahl: 165. 13 Freibetten vorhanden. — Verpflegungssätze: I. Kl. 12, M., II. Kl. 6 M., III. Kl. 3 M.; für Kinder 3 M. — Aufnahmebedingungen: Aufnahme von Personen jeden Standes und jeder Konfession, die an akuten körperlichen Krankheiten leiden. (Sieche und Unheilbare sowie Pocken- und Cholera-Kranke sind ausgeschlossen.) Die Aufnahme ist in der Regel abhängig von der Beibringung eines ärztlichen Attestes, das die Natur und die Wahrscheinlichkeit der Heilung der Krankheit nachweist, sowie von der Vorauszahlung der Kurkosten auf mindestens zwei Monate, die erforderlichenfalls stets beim Beginne des letzten Monats auf gleiche Zeitdauer erneuert werden muß. Erfolgt die Aufnahme auf Antrag eines Ortsvorstandes oder einer anderen öffentlichen Behörde, einer Korporation usw., so genügt die Einreichung eines Reverses, Inhalts dessen sich die betreffende Behörde als Selbstschuldner verpflichtet, nicht allein die Kur- und Verpflegungskosten dem Augusta-Hospitale zu erstatten, ohne daß es genötigt ist, sich zuerst an den Verpflegten oder an andere zur Zahlung verpflichtete Personen zu halten, sondern auch den Kranken sofort zurückzunehmen, wenn er von dem behandelnden Arzte für unheilbar erklärt worden, oder nicht mehr als Gegenstand eines Heilverfahrens zu erachten ist, oder die Hospital-Verwaltung aus anderen Gründen seine Entlassung anordnen sollte. Eine gesetzliche Verpflichtung zur Aufnahme eines Kranken besteht nicht, über die Zulässigkeit der Aufnahme entscheidet das Kuratorium, dem auch das Recht jederzeitiger Entlassung eines Kranken zusteht. Neben vollständiger Verpflegung wird ärztliche Behandlung, Arznei und erforderlichenfalls auch Anstaltskleidung gewährt. Bei Berechnung der Kosten wird sowohl der Tag der Aufnahme, als der Tag der Entlassung für voll gerechnet.

Krankenhaus Bethanien, SO., 26, Mariannenplatz 2.

Bettenzahl: 408. Freibetten sind für Bedürftige vorhanden. — Verpflegungssätze: I. Kl. 14 M., II. Kl. 7 M., III. Kl. 3 M. täglich für Erwachsene und Kinder. Die Einzahlung hat für 30 Tage im voraus zu geschehen und ist nach Ablauf auf weitere 30 Tage zu erneuern. Scheidet der Kranke vorher aus, so wird der Betrag für die Restzeit zurückgezahlt. Für ärztlich verordnete besonders teure Arzneien, für medizinische Bäder, Nachtwachen, Röntgenuntersuchungen und Bandagen werden in I. und II. Klasse in der Regel neben den Kurkosten die Selbstkosten in Rechnung gestellt. Die dirigierenden Ärzte sind berechtigt, bei Kranken in der I. und II. Klasse ein besonderes Honorar zu fordern.

Charité-Krankenhaus, NW. 6, Schumannstraße 21.

Bettenzahl: 1274. — Verpflegungssätze: I. Kl. 12.50 M., II. Kl. 6,50 M., III. Kl. 3 M., bei mediko-mechanischer Behandlung 3,50 M. täglich. Bei der Aufnahme ist in der Regel ein Kostenvorschuß für 30 Tage, von Ausländern für 60 Tage, zu leisten; Schwangere, die die Entbindungsanstalt aufsuchen, haben für 10 Tage zu zahlen. Von Einziehung des Kostenvorschusses wird abgesehen, wenn Kranke einen Verpflichtungsschein einer Behörde, Gemeinde oder Krankenkasse usw. vorweisen. In allen anderen Fällen erfolgt die Aufnahme nur dann, wenn der Krankheitszustand eine Abweisung nicht zuläßt. Die Bezahlung der Kurkosten für diese Patienten wird später von den zuständigen Armenverbänden gefordert. Betten I. und II. Klasse sind vorhanden: auf der chirurgischen Klinik 8 (I. Kl.), 8 (II. Kl.),

auf der Kinderklinik 7 (I. Kl.), auf der Klinik für Haut- und Geschlechtskrankheiten 1 (I. Kl.). Für klinisch interessante Kranke
können Freibetten gewährt werden. In der Charité befinden
sich zwei medizinische Kliniken, eine chirurgische Klinik, Kinderklinik, psychiatrische und Nervenklinik, Frauenklinik, Klinik für
Haut- und Geschlechtskrankheiten, Ohren- und Augenklinik,
Klinik für Hals- und Nasenkrankheiten. (Vgl. auch den Abschnitt
„Spezialkrankenanstalten".)

Elisabeth-Krankenhaus, W. 35, Lützowstraße 24—26.

Bettenzahl: 200. — Pflegesätze: I. Kl. 10—15 M., II. Kl.
6—7 M., III. Kl. 3 M., für Kinder 2,50 M. In der I. Klasse ist ärztliche Behandlung, Operations- und Verbandkosten, medizinische
Bäder, Röntgenbehandlung und besonders zu beschaffende Medikamente extra zu bezahlen. In der II. Klasse wird Röntgenbehandlung extra berechnet, alles andere nach Maßgabe der Verhältnisse.
In der III. Klasse ist alles eingerechnet. Es besteht ein Freibettenfonds zur unentgeltlichen Verpflegung unbemittelter Kranker
evangelischer Konfession.

Krankenhaus Friedrichshain, NO. 18, Landsberger Allee 159.

Bettenzahl: 940. — Verflegungssatz: 3 M. bzw., für außerhalb Berlins wohnende Kranke 3,50 M. mindestens. — Zur Unterstützung armer zu entlassender Kranken stehen aus städtischen
Mitteln 1800 M. zur Verfügung. Außerdem werden von der Deputation für die städtischen Krankenanstalten Kurkosten auf Stiftungsfonds übernommen, soweit letztere dazu ausreichen. Für Freibetten stehen zur Verfügung: Hindenberg- u. Simon-Stiftung. —
Nicht aufgenommen werden: Kinder unter ein Jahr ohne Mutter
oder Pflegerin, Geisteskranke, Epileptische, Augenkranke, Cholerakranke, Flecktyphus, Krätz-, Geschlechts- und Pockenkranke und
Schwangere zwecks Entbindung.

Paul Gerhardt-Stift, N. 65, Müllerstraße 56, 57a.

Bettenzahl: 173. 7 Freibetten. — Pflegesätze: I. Kl. 10 M.,
II. Kl. 6 M. (Zimmer zu ein oder zwei Betten), IIa. Kl. 4. M., III. Kl.
3 M., Kinder 3. M. Nicht aufgenommen werden: Geistes-, Nervenkranke, Lungenkranke, Syphilitiker.

Katholisches St. Hedwigs-Krankenhaus, N. 24, Große
Hamburger Straße 5—11.

Bettenzahl: 550. Einige Freibetten. — Pflegesätze: I. Kl.
10—15 M., II. Kl. 6 M., III. Kl. 2,50 M. täglich, bei Aufnahme für

einen Monat vorauszahlbar. Ausgeschlossen sind: Epilepsie, Pocken, Krätze, Cholera, Syphilis.

Israelitisches Krankenheim, Elsasserstr. 85. Tel. III 830, 831.

Bettenzahl: 40 (später 60). Innere Abteilung, chirurgische, gynäkologisch-geburtshilfliche Abteilung (Infektionskrankheiten und Tuberkulose ausgeschlossen). — Pflegesätze: I. Kl. 15—20 M., II. Kl. 8 M., III. Kl. 4 M. — Bei der Aufnahme ist der Zimmerpreis im voraus zu bezahlen, und zwar für Kranke aus Berlin für die Dauer von einem Monat, für auswärtige Kranke für die Dauer von zwei Monaten. Der Aufnahme- sowie Entlassungstag werden voll berechnet. Der Preis für Entbindungen beträgt für die Klasse III inkl. eines achttägigen Aufenthaltes 50 M. Bei längerem Aufenthalt im Krankenheim wird für jeden Tag 4 M. berechnet. In obigen Sätzen sind nicht einbegriffen: das Honorar der dirigierenden Ärzte, desgl. nicht Narkose, Verbände, Medikamente, medizinische Bäder, Weine und Mineralwässer. Extrapfleger und -pflegerinnen werden besonders berechnet.

St. Josef-Krankenhaus, C. 19, Niederwallstraße 8/9.

Bettenzahl: 75. — Verpflegungssätze: pro Tag III. Kl. 3 M.; II. Kl. 6—7 M., I. Kl. 8—12 M., je nach Zimmer und Ansprüchen. Krankenkassen-Mitglieder zu ortsüblichen Preisen. Armen werden nach Möglichkeit Vergünstigungen gewährt. Mit ansteckenden Krankheiten Behaftete werden nicht aufgenommen.

Krankenhaus der jüdischen Gemeinde, N. 24, Auguststraße 14—16.

Bettenzahl: 172. — Aufnahmebedingungen: Aufnahme geschieht nach erfolgter Feststellung der Krankheit durch die Anstaltsärzte; bei nicht persönlicher Anwesenheit des Kranken bedarf es vorheriger Einreichung eines ärztlichen Attestes, aus dem der Zustand des Patienten genau ersichtlich ist. Von der Aufnahme sind Geistes-, Pocken-, Cholera-, Flecktyphus- und Pestkranke ausgeschlossen. Chronisch Kranke und Epileptiker werden zur Aufnahme nur dann und so lange zugelassen, als Aussicht auf erfolgreiche ärztliche Behandlung vorhanden ist. — Kur- und Verpflegungskosten: auf der allgemeinen Station 3 M. für in Berlin ansässige und 3,50 M. für auswärtige Patienten, für Extrastation je nach dem Zimmern 12,50 M., 10 M., 8 M. und 6 M., sie sind der Regel nach vor der Aufnahme für zwei Monate, demnächst monatlich pränumerando zu entrichten. Wein, Mineralbrunnen, Verbandmaterial u. dgl. werden extra berechnet. Für Extrawärter werden pro Tag 1,50 M. für Verpflegung und 3 M. für Lohn liquidiert. Die nicht verbrauchten eingezahlten Kosten werden bei der Entlassung zurückerstattet. Arme Mitglieder der jüdischen Gemeinde werden kostenfrei verpflegt. — Stiftungen: Rentier Max Meyer und Frau-Stiftung: 10000 M. zur Unterstützung armer Rekonvaleszenten nach ihrer Entlassung. — Ludwig Lessing-Stiftung: 1875 M. für arme Kranke, die am 15. Juni im Krankenhaus sind.

Lazarus-Krankenhaus, N. 31, Bernauer Straße 116.

Bettenzahl: 180. — Pflegesätze: I. Kl. 10 M., II. Kl. 6 M., III. Kl. 3 M., Kinder 3 M. Ausgeschlossen sind: Geisteskranke, Syphilis, Pocken, Cholera. Bei I. und II. Klasse werden Verbände und Getränke extra berechnet, auch ist Leibwäsche mitzubringen. Bei allen Klassen ist eine monatliche oder vierzehntägige Einzahlung erforderlich, wenn Patienten nicht einen Aufnahmeschein von der betreffenden Krankenkasse mitbringen.

Maria Viktoria-Heilanstalt, NW. 6, Karlstraße 28—30.

Bettenzahl: 78. — Verpflegungssätze: I. Kl. von 10 M. an, II. Kl.: 6 M., III. Kl.: 3 M. Kranke jeder Konfession werden aufgenommen, ausgeschlossen sind ansteckende und Geisteskrankheiten. Wahl des Arztes steht frei. Auch ambulante Krankenpflege durch geprüfte katholische Schwestern.

St. Marien-Krankenhaus, SO. 36, Lausitzer Straße 41.

Bettenzahl: 32. — Pflegesätze: I. Kl. 10 M., II. Kl. 6 M., III. Kl. 3 M. Kassenpatienten zu ortsüblichen Preisen. — Aufgenommen werden innerliche, chirurgische, gynäkologische Kranke; ausgeschlossen sind ansteckende und Geisteskrankheiten.

Krankenhaus Moabit, NW. 21, Turmstraße 21.

Bettenzahl: 965. — Verpflegungssätze: Für Kranke, die in Berlin wohnen, 3 M., für Kranke von außerhalb mindestens 3,50 M. und, sofern die auswärtige Wohnsitzgemeinde höhere Kosten für Berliner Kranke erhebt als 3,50 M., dieser höhere Satz. — Zur Unterstützung zu entlassender Patienten stehen ca. 2000 M. zur Verfügung, sowie ferner aus Stiftungsmitteln zu Unterstützungen 1000 M. — Stiftungen: Finkelstein-Stiftung (3100 M.): Für Kinder der chirurgischen Kinderstation zur Gewährung von Aufenthalt in Seehospiz oder Beschaffung künstlicher Glieder usw. Guttmann-Stiftung (11 800 M.): Für Kranke bei der Entlassung. Friedländer-Stiftung (16 000 M.): Zur Unterstützung hilfsbedürftiger Kranker nach freiem Ermessen des Direktors der inneren Abteilung.

Wohlfahrtseinrichtungen.

Krankenhaus am Urban, S. 59, Grimmstraße 10—12.

Bettenzahl: 725. — Verpflegungssätze: Für Berliner Einwohner ohne Unterschied des Alters 3 M., für außerhalb Wohnende 3,50 M. für den Tag. Schöneberger Bewohner haben für den Tag bis zum 12. Lebensjahre 3,50 M., darüber hinaus 5 M. zu zahlen. — Stiftungen: Für Freibetten steht zur Verfügung: Detring- und Eberty-Stiftung. Für Kranke bei der Entlassung: Marie Böhm- und Julius-Schiff-Stiftung.

Rudolf Virchow-Krankenhaus, N. 65, Augustenburger Platz.

Bettenzahl: 1500—2000. — Kur- und Verpflegungskosten: Ohne Rücksicht auf Alter und Geschlecht für den Tag und Kopf von einheimischen Kranken 3 M., von Kranken, die nicht in Berlin wohnen, 3.50 M. Für Kranke, die nicht in Berlin wohnen, und deren Wohnsitzgemeinde für Berliner Kranke höhere Kur- und Verpflegungskosten berechnet, wird ein gleichhoher Betrag eingezogen. Patienten, die keiner Krankenkasse angehören oder nicht für Rechnung der Armenverbände verpflegt werden, haben für einen Monat im voraus 90 bzw., 105 M. einzuzahlen. — Bedürftigen und würdigen Patienten können seitens der Verwaltung bei der Entlassung Geldunterstützungen bis zu 5 M. gewährt werden; auch erhalten sie im Bedarfsfalle Bekleidungsstücke aus den vorhandenen Nachlaßbeständen. Für Freibetten steht die Plaut-Stiftung zur Verfügung.

Sanatorium im „Cecilienhaus" des Vaterländischen Frauen-Vereins Charlottenburg, Berliner Straße 137.

Aufnahmebedingungen: Pflegesatz: I. Klasse (Einzelzimmer) 9—10 M. je nach Zimmer. II. Klasse (Zimmer für zwei Betten) 6 M. für das Bett. In dem Preise sind inbegriffen: Wohnung, Bett mit Bettwäsche und Handtücher, Heizung, Beleuchtung, Wartung und Pflege, ärztliche Überwachung durch den Hausarzt, Beköstigung (1. Frühstück, 2. Frühstück, Nachmittagskaffee, Mittag- und Abendbrot ohne Getränke). Für dauernde Beanspruchung einer Schwester zur Pflege wird ein besonderer Kostensatz vereinbart. Die ärztliche Behandlung erfolgt durch die von den Patienten selbstgewählten Ärzte. Das Honorar für die ärztliche Behandlung ist im Pflegesatz nicht einbegriffen. Nebenkosten für die Benutzung des Operationssaales entstehen nicht. Für den Verbrauch von Medikamenten und Verbandmitteln bei Operationen und bei der Behandlung werden die Selbstkosten berechnet. Die Aufnahme kann auf vorherige Anmeldung im Auf-

Wohlfahrtseinrichtungen.

nahme-Zimmer des Sanatoriums (auch durch Fernsprecher Amt Charlottenburg Nr. 9560) nach Prüfung der Verhältnisse des Kranken erfolgen. Ausgeschlossen von der Aufnahme sind Patienten mit ansteckenden Krankheiten. Bei der Aufnahme ist der Pflegesatz für eine Woche im voraus zu entrichten. Die weitere Zahlung wird in der Weise geregelt, daß an jedem Sonntag eine Rechnung für die verflossene Woche vorgelegt wird, deren Bezahlung an demselben Tage zu erfolgen hat. Bei der Entlassung wird die Gesamtrechnung vorgelegt. Erfolgt der Abgang aus der Anstalt vor Ablauf der Zeit, für welche Pflegegeld eingezahlt ist, so wird das überschießend eingezahlte zurückerstattet. Erfolgt die Aufnahme vor und der Abgang nach dem Mittagessen, so wird für den Aufnahme- und für den Abgangstag je ein voller Verpflegungstag gerechnet. Anderenfalls gelten Aufnahme- und Abgangstag zusammen als ein Verpflegungstag. Das Ausscheiden aus der Anstalt muß bis 11 Uhr am Vormittag vor dem Abgangstage der Oberschwester des Sanatoriums angezeigt werden.

2. In Vorortgemeinden.

Krankenhaus in Britz, Kreis Teltow.

Bettenzahl: 252. — Kur- und Verpflegungskosten: für Kranke aus dem Kreise Teltow 3 M. pro Tag, für Kranke aus den Ortschaften außerhalb des Kreises 3,50 M. pro Tag, bei Beanspruchung einer besonderen Pflege in Zimmern mit je einem Bett (I. Kl.) für Kranke aus dem Kreise Teltow 12,50 M., sonst 15 M., in Zimmern mit je zwei Betten (II. Kl.) für Kranke aus dem Kreise Teltow 7 M., sonst 9 M. Freibetten stehen nicht zur Verfügung. Irgendwelche Vergünstigungen werden nur nach vorheriger Genehmigung des Kreisausschusses des Kreises Teltow gewährt. (Vgl. auch die Bedingungen in Groß-Lichterfelde S. 36.)

Städtisches Krankenhaus in Charlottenburg-Westend.

Bettenzahl: 662. Für männliche Patienten 258, für weibliche 262, für Kinder 142 Betten. Freibetten für ca. 9000 Verpflegungstage jährlich. — Aufnahmebedingungen: Für die Aufnahme ist lediglich das Bedürfnis der Krankenhauspflege maßgebend, so daß also auch unbemittelte Personen zur Aufnahme gelangen, ohne daß hierbei die Zahlung von Kurkosten Voraussetzung ist. — Stiftungen: Außer der Christschen Stiftung zu Freibetten sind für Kranke noch vorhanden die Beringer-, Engel-, Katter-Müller-Rosenberg-Stitung. — Kurkostensätze: I. Kl.: für Einheimische

(Erwachsene und Kinder) 10 M. für den Tag, für Auswärtige (desgl.) 12 M. für den Tag; II. Kl.: für Einheimische (Erwachsene und Kinder) 5 M. für den Tag, für Auswärtige (desgl.) 6 M. für den Tag; III. Kl.: für alle in Charlottenburg wohnhaften Personen und für alle Mitglieder von Krankenkassen, Abonnements-Vereinen und Berufsgenossenschaften, gleichmäßig für Erwachsene und Kinder, 3 M. für den Tag; für auswärts wohnende Personen, soweit nicht die Kurkosten von Krankenkassen usw. getragen werden, gleichmäßig für Erwachsene und Kinder 3,50 M. für den Tag; für auswärts wohnende Kranke aus solchen Gemeinden, die von Charlottenburger Einwohnern höhere, als die vorstehend angegebenen Sätze fordern, oder bei denen überhaupt keine gleichwertige Gegenleistung stattfindet, ebenfalls gleichmäßig für Erwachsene und Kinder 5 M. für den Tag.

Städtisches Krankenhaus in Charlottenburg, Kirchstr. 19/20.

Bettenzahl: 180. — (Aufnahmebedingungen und Kurkostensätze siehe das vorige.) — Abteilung für Geburtshilfe und Säuglingspflege. Abteilung für Haut- und Geschlechtskranke.

Kreiskrankenhaus in Groß-Lichterfelde-West, Kreis Teltow.

Bettenzahl: 250 (geplant ist eine Erweiterung auf 340). Ausgeschlossen von der Aufnahme sind: Geisteskranke und Schwangere. Freibetten oder sonstige Vergünstigungen für Kranke bestehen nicht.

Kur- und Verpflegungskosten: I. für Kranke aus dem Kreise Teltow 3 M., II. für Kranke aus Ortschaften außerhalb des Kreises 3,50 M., III. bei Beanspruchung einer besonderen Pflege in Zimmern mit je einem Bett (I. Kl.) für Kranke aus dem Kreise Teltow 12,50 M., sonst 15 M., in Zimmern mit je zwei Betten (II. Kl.) für Kranke aus dem Kreise Teltow 7 M., sonst 9 M.

Die Sätze zu I. finden ohne Rücksicht auf den Wohnort eines Kranken Anwendung, wenn dieser als Mitglied einer im Kreise angesessenen Krankenkasse usw. oder der Krankenversicherungskasse für Dienstboten im Kreise Teltow auf deren Kosten verpflegt wird, oder wenn es sich um im Dienste des Kreises beschäftigte Personen oder deren Familienmitglieder handelt. Für Kranke aus Deutsch-Wilmersdorf gelten bis auf weiteres bezüglich der Benutzung der Kreiskrankenhäuser Britz und Groß-Lichterfelde die für Kranke aus dem Kreise Teltow festgesetzten Sätze. Von den Beamten des Kreises Teltow und deren Familienmitgliedern sind ohne Rücksicht auf den Wohnort die geringeren Sätze zu erheben.

Wohlfahrtseinrichtungen. 37

Befreit von den Kur- und Verpflegungskosten sind: a) diejenigen Krankenhausärzte, denen vertragsmäßig freie Wohnung und Verpflegung im Krankenhause zusteht, bis zur Dauer von 6 Wochen, jedoch nicht über die Beendigung des Vertragsverhältnisses hinaus; b) die im Krankenhause beschäftigten Schwestern.

Die Hälfte der Kur- und Verpflegungskosten haben zu entrichten: a) die vorbezeichneten Ärzte für den die Dauer von 6 Wochen übersteigenden Zeitraum und die übrigen in den Krankenhäusern beschäftigten Ärzte bis zur Beendigung des Dienstverhältnisses; b) die in den Krankenhäusern beschäftigten Kreisbeamten und deren Familienmitglieder. Ebenfalls die Hälfte der Kur- und Verpflegungskosten wird erhoben für Säuglinge, die mit der Mutter aufgenommen und von dieser genährt werden.

Die Gebühren werden für den Aufnahmetag in jedem Falle, für den Entlassungstag nur dann erhoben, wenn die Etnlassung nach 12 Uhr mittags erfolgt.

Der leitende Arzt oder dessen Stellvertreter ist berechtigt, mit Genehmigung des Kreisausschusses von den Patienten I. und II. Klasse, für die Vornahme von Operationen, bzw. für besonders zeitraubende Untersuchungen, z. B. bei Untersuchung der inneren Organe mittels entsprechenden Spiegels oder Mikroskops, für sich und die dabei Assistenz leistenden Hilfsärzte ein besonderes ihm oder den Hilfsärzten zufließendes Honorar zu fordern, das sich in den Grenzen der Gebührenordnung für approbierte Ärzte halten muß.

Krankenbeförderungskosten: Für die Benutzung der in den Kreiskrankenhäu sernin Britz und Groß-Lichterfelde gehaltenen Krankenwagen werden folgende Gebühren erhoben: bei einer Fahrtdauer bis zu einer Stunde (von der Abfahrt vom Krankenhause bis zur Ankunft bei demselben gerechnet) 4 M. und für jede weitere angefangene Viertelstunde 1 M.

Desinfektionskosten: a) Vornahme einer Desinfektion außerhalb der Anstalt 10 M. und Tagegeld für den Desinfektor von pro Tag 4 M. und außerdem die entstandenen Fahrauslagen und die Selbstkosten für die verbrauchten Materialien. b) Desinfektion in der Anstalt 5 M.

Kosten für mediko-mechanische Behandlung, Bäder und Röntgenaufnahmen: Von den nicht im Krankenhause als Patienten aufgenommenen Personen werden erhoben: a) für Benutzung der mediko-mechanischen Apparate für jede Sitzung 2 M.; b) für Bäder: Vollbad 0,50 M., Sitzbad 0,30 M., Dampf-, Schwitz-, Sandbad je 1 M., elektrisches Lichtbad 2 M., für ein elektrisches Vierzellenbad 2,50 M.; c) Röntgendurchleuchtung 3 M., photographische Röntgenaufnahme: Größe der Platte von 18/24 cm 5 M., 24/30 cm 7,50 M., 30/40 cm 10 M. Bei unbemittelten oder weniger bemittelten Patienten können die aufgeführten Gebühren ganz erlassen oder um die Hälfte ermäßigt werden. Das dem betreffenden Anstaltsarzte zustehende Honorar für vorhergehende Untersuchungen und für Beaufsichtigung der Kranken während der medikomechanischen Behandlung, der Bäder oder der Röntgenaufnahmen ist in den vorstehenden Sätzen nicht mit einbegriffen.

Kosten für Krankenpflege: Für die den Gemeinden, Vereinen oder Anstalten zur Krankenpflege überwiesenen Schwestern ist außer freier Wohnung nebst Feuerung, Beleuchtung und Reinigung derselben, sowie Reinigung der Wäsche eine Gebühr von jährlich 1050 M. für jede Schwester zu entrichten. Wird auch freie Beköstigung gewährt, so ermäßigt sich die Gebühr auf jährlich 500 M. Privatpersonen, denen eine Schwester zur vorübergehenden Pflege überlassen wird, haben neben freier Station eine Gebühr von täglich 4 M. zu entrichten. Diese Gebühr kann unbemittelten oder weniger bemittelten Personen ganz erlassen oder um die Hälfte ermäßigt werden.

Die nach den vorstehenden Festsetzungen zu zahlenden Gebühren sind innerhalb zwei Wochen an die Verwaltung des betr. Kranken-, bzw. Mutterhauses in Groß-Lichterfelde oder des Schwesternhauses in Britz — in jedem Falle kostenfrei abzuführen, auch wenn der Zahlungspflichtige eine öffentliche Kasse ist.

Krankenhaus Pankow in Pankow-Berlin, Galenusstraße.

Bettenzahl: 120.

Aufnahmebestimmungen: Das Krankenhaus nimmt Kranke jeder Art auf, die der Krankenhausbehandlung bedürfen; Geisteskranke und Deliranten jedoch nur vorübergehend, bis die Frage der anderweitigen Unterbringung und Versorgung erledigt ist.

Verpflegungskosten: In der I. Klasse, in der der Kranke ein Zimmer für sich hat: a) für Auswärtige 12 M., b) für Ortsangehörige 10 M.; in der II. Klasse, in der zwei Kranke ein Zimmer teilen: a) für Auswärtige 6 M., b) für Ortsangehörige 4,50 M., letzere mit Verpflegung der III. Klasse. Wird Verpflegung der II. Klasse gewünscht, so erhöht sich der Preis auf 7, bzw. 5,50 M.; in der III. Klasse: a) für Orts- und Kreisangehörige, sowie für Mitglieder sämtlicher Krankenkassen 3 M., b) für Auswärtige 3,50 M. In den Verpflegungssätzen der I. und II. Klasse sind Weine und Mineralwässer nicht mit einbegriffen.

Bei Kranken I. und II. Klasse ist das ärztliche Honorar für

Wohlfahrtseinrichtungen. 39

den dirigierenden Arzt in den Verpflegungssätzen nicht mit einbegriffen. Für die Kranken II. Klasse, die in Pankow ihren Wohnsitz haben, besteht indessen eine Verpflichtung zur Zahlung des Honorars für den dirigierenden Arzt nicht und darf ihnen eine Liquidation nicht übersandt werden; doch ist die Annahme freiwillig angebotener Honorare auch in diesen Fällen dem dirigierenden Arzt gestattet. Soweit eine Honorarforderung zulässig ist, hat sie nach Maßgabe und in den Grenzen der ärztlichen Gebührentaxe vom 15. Mai 1896 zu erfolgen. In der I. und II. Klasse sind Extrawärter und -wärterinnen, bzw. Schwestern, bzw. Nachtwachen besonders zu bezahlen. In der I. und II. Klasse wird die eigene Leibwäsche getragen, und die Angehörigen der Kranken haben die Reinigung zu besorgen. In der III. Klasse erhält der Kranke die nötige Wäsche vom Hause.

Die Kur- und Verpflegungskosten werden in allen drei Klassen durch das Bureau erhoben. Bei der Aufnahme sind die Kosten für einen Monat pränumerando zu erlegen; bei länger als einen Monat dauernder Behandlung ist acht Tage vor Ablauf des ersten Monats der Betrag für den zweiten Monat vorauszubezahlen. Über die eingezahlten Beträge wird vom Bureau Quittung erteilt. Bei der Entlassung wird der dem Kranken noch zustehende Betrag zurückerstattet.

Bei Mitgliedern von Krankenkassen genügt zur Aufnahme ein von der betreffenden Krankenkasse ausgestellter und unterstempelter Aufnahmeschein; bei Dienstboten, die im Abonnementsverein versichert sind, die Vorlegung der letzten Jahresquittung.

Stiftungen: Mendel-Stiftung für Kranke, die nicht mehr der Krankenhausbehandlung bedürftig, aber noch nicht erwerbsfähig sind.

Städtisches Krankenhaus Rixdorf in Buckow.

Bettenzahl: 332. Freibetten sind nicht vorhanden.

Verpflegungssätze: a) I. Für alle in Rixdorf wohnhaften Personen und für alle Mitglieder von Krankenkassen, Abonnementsvereinen und Berufsgenossenschaften, gleichmäßig für Erwachsene und Kinder 3 M. für den Tag. II. Für auswärts Wohnende, soweit nicht die Kurkosten von den zu I benannten Einrichtungen getragen werden, gleichmäßig für Erwachsene und Kinder 3,50 M. für den Tag. Für Mitglieder des Vereins von Dienstherrschaften für im Krankenhause aufgenommene kranke Dienstboten 3 M. — b) Für in die Privatabteilung aufgenommene Kranke, für in Rixdorf wohnhafte Personen, Erwachsene wie

Kinder 7 M. für den Tag, für auswärts Wohnende 9 M. Sofern von diesen Kranken die Unterbringung in ein Einzelzimmer verlangt wird, erhöhen sich die Sätze auf 12,50, bzw. 15 M.

In alle Verpflegungssätze eingeschlossen sind die Kosten für sämtliche Heil- und Pflegemittel, soweit sie im Rahmen der ärztlichen Verordnungen liegen. Besonders zu vergüten sind persönlich gewünschte Nachtwachen, Stärkungsmittel, sowie alle außergewöhnlichen Leistungen, und zwar nach den hierfür von der Verwaltung festgesetzten Sätzen.

Soweit nicht die Aufnahme im Wege der öffentlichen Armenpflege oder auf Grund von Verpflichtungsscheinen der Krankenkasse usw. erfolgt, ist für jeden Kranken bei der Einlieferung ein Vorschußbetrag zur Deckung der Kosten für einen Monat an die Anstaltskasse zu zahlen. Diese Einzahlung ist zu wiederholen, wenn nach Ablauf des Monats, für den gezahlt ist, die Entlassung des Kranken noch nicht erfolgen kann.

Für die Berechnung der Verpflegungskosten wird der Aufnahmetag und der Entlassungstag als ein Tag gerechnet.

Auguste Viktoria-Krankenhaus in Schöneberg, Rubensstr. Elektrische Bahnverbindung: 60, 87, 88. Tel.-Amt Steglitz 776, 777, 778.

Bettenzahl: 365. Keine Freibetten oder sonstige Vergünstigungen.

Aufnahmebedingungen: Zur Aufnahme gelangen männliche wie weibliche Kranke ohne Unterschied der Konfession. Ausgeschlossen sind in der Regel Kinder unter einem Jahr. — Aufgenommen wird jeder Kranke, der eine entsprechende Bescheinigung der hiesigen Armen-Direktion oder einen Überweisungsschein des Kassenarztes einer Krankenkasse besitzt, oder Kranke, die von der hiesigen Polizei-Direktion überwiesen werden, oder die Pflegekosten auf eine vierwöchige Dauer als Barvorschuß hinterlegen. Bei Meldung im Krankenhause ohne Beibringung der oben angegebenen Bedingungen soll trotzdem die Aufnahme erfolgen, auch bei Kindern unter einem Jahre, sobald der diensthabende Arzt erklärt, daß der Zustand des sich Meldenden die sofortige Aufnahme notwendig macht, da eine Zurückweisung unter Umständen eine ernste Verschlimmerung der vorliegenden Krankheit nach sich ziehen könnte. — Im Krankenhause werden ausschließlich Kranke behandelt, aber nicht Gesunde, Sieche oder Altersschwache verpflegt.

Kur- und Verpflegungskosten. Für hier wohnhafte Kranke:

a) für Erwachsene pro Tag 3 M., b) für Kinder bis einschließl. 12 Jahren pro Tag 2,50 M. Für hier nicht wohnhafte Kranke: a) für Erwachsene pro Tag 5 M., b) für Kinder bis einschl. 12 Jahren pro Tag 3,50 M. Für die Mitglieder der Ortskrankenkasse, sowie der freien Hilfskasse pro Tag 2,50 M.

Außerdem können Kranke gegen Zahlung folgender Pflegekosten aufgenommen werden: Pflegeklasse I für hier wohnhafte Kranke für den Tag 15 M., für hier nicht wohnhafte 24 M., Pflegeklasse II für hier wohnhafte Kranke für den Tag 7,50 M., für hier nicht wohnhafte 12 M. Dafür wird gewährt: in Pflegeklasse I in besonderem Gebäude ein Platz in der Regel in einem besonderen Zimmer mit einem Bett, in Pflegeklasse II in einem Zimmer mit 2—3 Betten; ferner ärztliche Behandlung, Arzneien, Verbände und Pflege. Getränke werden, falls sie nicht als Heilmittel verordnet sind, besonders berechnet, auch sind sonstige Barauslagen zu erstatten. Kranke I. und II. Pflegeklasse haben bei der Aufnahme in der Regel einen Barvorschuß zu leisten, der derart zu bemessen ist, daß durch ihn die voraussichtlichen Kosten eines vierwöchigen Aufenthaltes gedeckt sind.

Bei Berechnung der Verpflegungstage wird der Tag der Aufnahme und der Tag der Entlassung als je ein Verpflegungstag berechnet.

Auguste Viktoria-Krankenhaus vom Roten Kreuz in Weißensee. Geschäftsstelle: Berlin W. 64, Unter den Linden 4.

Bettenzahl: 120. Freibetten nicht vorhanden. — Verpflegungssätze: I. Kl. Einheimische 9 M., Auswärtige 10 M., Kinder dasselbe; II. Kl. Einheimische 6 M., einheimische Kinder 4 M., II. Kl. Auswärtige 7 M., auswärtige Kinder 5 M.; III. Kl. Einheimische 3 M., Auswärtige 3,50 M., Kinder dasselbe. Bei der Aufnahme muß auf einen Monat vorausbezahlt werden. Bei Kassenpatienten III. Klasse genügt der ordnungsmäßig ausgestellte Aufnahmeschein der betr. Krankenkasse. Patienten I. und II. Klasse zahlen ärztliche Behandlung, etwaige Operation, Verbände, Medikamente und besondere Verordnungen extra.

Arbeiter-Heilstätten der Landesversicherungsanstalt-Berlin bei Beelitz.

Zweck: Kostenlose Behandlung Versicherter, die an chronischen Krankheiten leiden, bzw. von Rekonvaleszenten. (Den Angehörigen, die der Betreffende unterhalten mußte, wird für die Zeit eine Unterstützung gezahlt.) — Sanatorium für männliche Kranke 209—225, für weibliche 96—102 Betten. — Aufnahmegesuche an den Vorstand der Landesversicherungsanstalt Berlin SO., Am Köllnischen Park 8.[1])

b) Spezialkrankenanstalten (bzw. -abteilungen).

(Charité- und Rudolf Virchow-Krankenhaus sind hier stets noch besonders geführt im Gegensatz zu den üorigen Krankenhäusern.)

1. Innere Krankheiten.

I. u. II. Medizinische Klinik im Charitékrankenhaus.[2])
Bettenzahl: für Männer 191, für Frauen 162. Bettenzahl für Infektionskrankheiten: für Männer 55, für Frauen 41.

Innere Abteilungen am Rudolf Virchow-Krankenhaus.[3])
Bettenzahl: 459.

2. Geisteskrankheiten.

Städtische Anstalten für Geisteskranke, Idioten und Epileptische. (Der Deputation für die städtische Irrenpflege unterstehend.) Bureau: C. 2, Rathaus III, Zimmer 111—114.

Verpflegungssätze: Bis 1. April 1911 sind folgende Sätze festgestellt worden: a) für die volle Anstaltspflege sowohl in den Irrenanstalten als auch in der Anstalt für Epileptische Wuhlgarten 2,80 M. täglich, b) Zuschlag bei Außenpflege neben der Barausgabe an die Pflegestelle bei Privatanstaltspflege für die Irrenanstalten 0,40 M., für die Anstalt Wuhlgarten 0,50 M., bei Familienpflege für die Irrenanstalten 0,75 M., für die Anstalt Wuhlgarten 0,80 M., c) allgemeine Verwaltungskosten für die Irrenanstalten wie für die Anstalt für Epileptische Wuhlgarten 1,65 M. Die an die Privatirrenanstaltsbesitzer zu zahlenden Kosten für Verpflegung und Unterbringung von Kommunalkranken betragen 2,25 M. für den Kopf und Tag. — Aufnahme durch Überweisung seitens Polizei, Armenkommission, Krankenkassen und durch die Deputation.

Irrenanstalt in Buch.
Bettenzahl: 1555.

Irrenanstalt in Dalldorf. Eisenbahnst. Wittenau (Nordbahn). 1320 Kranke.

---

[1]) Die hierzugehörigen Pavillons für Lungenleidende siehe S. 63.
[2]) Siehe S. 30.
[3]) Vgl. S. 34.

Wohlfahrtseinrichtungen.

Idiotenanstalt Dalldorf zu Wittenau.
Durchschnittlich 170 Zöglinge in und 80 außerhalb der Anstalt.
Verpflegungssatz: 2,40 M. pro Tag.

Irrenanstalt Herzberge in Lichtenberg bei Berlin. Lichtenberg-Friedrichsfelde (Vorortbahn).
Bettenzahl: 1200.

Anstalt für Epileptische Wuhlgarten. Biesdorf (Berliner Stadtbahn, Vorortverkehr).
Für nahezu 1100 Kranke.

Psychiatrische Klinik in der Charité.[1]
Bettenzahl: Männer 84; Frauen 78. Aufnahme finden: Geisteskranke, Deliranten, Krampfkranke.

Irrenabteilung der Kgl. Strafanstalt Moabit, NW., Lehrter Straße 3.
Zur Beobachtung von Personen, bei denen im Strafvollzug Zeichen geistiger Störung aufgetreten sind.

3. Für Nervenkranke.

Nerven-Klinik des Charitékrankenhauses.[1]
Bettenzahl: für Männer 28, für Frauen 28.

St. Josephs-Heilanstalt der Alexianer, Weißensee, Gartenstraße 1.
Aufnahme männlicher Nervenkranker jeder Konfession gegen Entgelt je nach den Verhältnissen; für Unbemittelte übernimmt die öffentliche Armenpflege die Kosten. (Übernahme privater Pflege bei Kranken außerhalb der Anstalt.)

Haus Schönow Zehlendorf bei Berlin. (Verein Heilstätte für Nervenkranke Haus Schönow.) Geschäftsführender Vorstand: Geh. San.-Rat Prof. Dr. Laehr, Zehlendorf.
Behandlung männlicher und weiblicher minderbemittelter Nervenkranker, die durch geeignete Anstaltsbehandlung erhebliche Besserung erlangen können. Ausgeschlossen sind Geisteskranke und Epileptiker. Platz für ca. 100 Patienten. — Pflegegeld täglich 4 M., ev. Ermäßigung und Freistellen. Sonderabteilung für bemittelte Kranke täglich 6 M., resp. 7 M.

---

[1] Aufnahmebedingungen usw. siehe unter Charitékrankenhaus S. 30.

4. Für chirurgische Kranke.

Chirurgische Universitätsklinik, N. 24, Ziegelstraße 5/9.

Bettenzahl: 198. — Aufnahmebedingungen: Kur- und Verpflegungskosten täglich: I. Kl. 12,50 M., II. Kl. 6,50 M., III. Kl. 3 M., für Begleitpersonen von Kranken I. und II. Klasse 6,50 M. Aufnahme- und Entlassungstag zählen zwei volle Tage, ganz gleich, zu welcher Zeit die Aufnahme bzw. die Entlassung erfolgt. Bei der Aufnahme ist ein Vorschuß für 30 Tage (bei Ausländern für 60 Tage) an die Anstaltskasse zu entrichten. Neben den obigen Kurkosten haben Patienten der I. und II. Klasse die Auslagen für Medikamente und Verbände zu erstatten, sowie eine Entschädigung für Behandlung mit Heißluft und Massage zu entrichten. Ferner sind von allen Kranken zu erstatten die Kosten für Extrawachen, Röntgenaufnahmen und die bei der Entlassung mitgegebenen Flanellbinden. — Es stehen jährlich 6205 freie Behandlungstage zur Verfügung. — Stiftung der Separierten Dr. Fürst zur Unterstützung armer, als geheilt entlassener Kranken in Höhe von 357 M.

Chirurgische Klinik im Charitékrankenhaus.[1]

Bettenzahl: Männer 138, Frauen, 99, Kinder 25, Extrabetten 4, Säuglingsbetten 4.

Chirurgische Kliniken im Rudolf Virchow-Krankenhaus.[2]

Bettenzahl: 330.

5. Für Frauen, Schwangere, Wöchnerinnen.

Städtisches Krankenhaus Gitschiner Straße, SW. 61, Gitschiner Straße 104/105.

Bettenzahl: 152. — Verpflegungssätze: 3 M. für hiesige und 3,50 M. für auswärtige Patienten. — Freibetten, sowie irgendwelche Vergünstigungen sind nicht vorhanden. Aufnahme finden nur weibliche Kranke, die an inneren, nicht ansteckenden Krankheiten leiden.

Krankenpflegestation für unbemittelte Frauen, Berlin W. 57, Barbarossastraße 62.

Bettenzahl: 19. Kranke mit ansteckenden oder unheilbaren Leiden ausgeschlossen. Bei der Aufnahme ist die Empfehlungs-

---

[1] Aufnahmebedingungen usw. siehe unter Charitékrankenhaus S. 30.

[2] Aufnahmebedingungen usw. siehe unter Rudolf Virchow-Krankenhaus S. 34.

karte des Überweisers mitzubringen. — Damit verbunden: Poliklinik für Frauen, Berlin W. 36, Gleditschstraße 48.

Universitäts-Frauenklinik, N. 24, Artilleriestraße 18.

Bettenzahl: 153. — Verpflegungssätze: I. Kl. 12,50 bis 9 M., II. Kl. 6,50 M., III. Kl. 3 M. Kranke haben für einen Monat, zur Entbindung Kommende für 15 Tage vorauszuzahlen.

Frauenklinik in der Charité.[1])

Geburtshilfliche Klinik. Bettenzahl für: Schwangere und Wöchnerinnen 94, Säuglinge (Knaben und Mädchen) 66. — Gynäkologische Klinik. Bettenzahl: 55.

Frauenklinik im Rudolf Virchow-Krankenhaus.[2])
Bettenzahl: 157.

Frauenklinik weiblicher Ärzte. Pflegestation des Berliner Frauen-Vereins. Entbindungs-Anstalt. Berlin W. 30, Barbarossastraße 62, Ecke Kyffhäuserstraße. Tel.: Amt VI, 9542.

Bettenzahl: 18. — Aufnahmebedingungen: I. Kl. mit Verpflegung 12—15 M., II. Kl. mit Verpflegung pro Bett 6—9 M., ein Bett III. Kl. 4 M. Freibetten sind nicht vorhanden, aber die Klinik bekommt jährlich vom Berliner Frauenverein und von Privatpersonen einen Zuschuß für die III. Klasse.

Schwangernheim des Deutschen Bundes für Mutterschutz, W. 35, Kurfürstenstr. 33. Tel.: VI. 7814. 16297.

Es gewährt gänzlich Unbemittelten kostenlose Unterkunft. Die normalen Bedingungen sind pro Tag 1 M. für volle Pension. Außerdem sind mit verschiedenen Kliniken Abmachungen getroffen wegen Freibetten oder Gewährung von Ermäßigung für Betten III. Klasse zur Aufnahme von Frauen mittlerer Stände. Im Anschluß an das Heim befindet sich eine Rettungswache für Fälle dringendster Not, auch werden, soweit als möglich, Geldunterstützungen gewährt. Vor und nach der Entbindung wird kostenlos für geeignete Stellen für die Schützlinge gesorgt. Alle Hilfe wird gewährt ohne Unterschied der Konfession und sozialen Stellung.[3])

Wöchnerinnenheim am Urban, S. 59, Müllenhoffstraße 17/18.

Verpflegungssätze: I. Kl. täglich 12 M., II. Kl. täglich 8 M., III. Kl. täglich 2,50 M; für außerhalb Berlins Wohnende 3 M. Bei

---
[1]) Vgl. Charité S. 30.
[2]) Vgl. Rudolf Virchow-Krankenhaus S. 34.
[3]) Hierzu gehörig Kinderheim in Zehlendorf siehe S. 58.

der Aufnahme sind zu zahlen: I. Kl. 164 M., II. Kl. 106 M., III. Kl. 30, resp. 36 M. — Die normale Entbindung kostet I. Kl. 20 M., II. Kl. 10 M. Wein, Medikamente, Verbandstoffe, Desinfektionsmittel sind in den, für die I. und II. Klasse genannten Preisen nicht inbegriffen. Für Extrapflegerin sind täglich 6 M. zu zahlen. Nährt eine Mutter in der I. oder II. Klasse ihr Kind nicht selbst, so werden für künstliche Ernährung täglich 50 Pf. berechnet. — Für Freibetten steht eine Spende des Geheimen Sanitätsrats Dr. Aschoff (3000 M.) zur Verfügung.

Verein Unterkunft für hilfsbedürftige Wöchnerinnen und deren Säuglinge, Blumenstr. 78.

Bettenzahl: 51; 21 für Mütter und 30 für Säuglinge. Aufnahme für Mutter und Kind ist kostenlos, während Kinder ohne Mütter auf Kosten der Stadt oder ihrer Eltern aufgenommen werden. — Zweck des Vereins ist, hilf- und obdachlosen Wöchnerinnen nach ihrer Entbindung nebst ihren neugeborenen Kindern Unterkunft für kurze Zeit zu gewähren und durch Arbeitsvermittlung und Nachweis von Kinderpflegestellen ihr weiteres Fortkommen zu erleichtern. Aufgenommen werden nur Wöchnerinnen, die seit mindestens zehn Monaten ununterbrochen in Berlin ihren Aufenthalt haben und weder an ansteckenden noch anderen Krankheiten leiden. Die Fürsorge des Vereins soll an erster Stelle solchen Wöchnerinnen und deren Neugeborenen zugute kommen, die in einer Anstalt entbunden und von dort nach kurzer Zeit gesund entlassen sind. Unverheiratete Wöchnerinnen sollen nur nach ihrer ersten Entbindung berücksichtigt werden. Über die Aufnahme in die Vereinspflege entscheidet der Verwalter der Unterkunftsstelle, der auch Ausnahmen von vorstehenden Grundsätzen, vorbehaltlich der nachträglichen Genehmigung des Vorstandes, bewilligen darf. Die bedürftigen Wöchnerinnen nebst ihren neugeborenen Kindern werden in die Unterkunftsstelle aufgenommen und dort während eines Zeitraumes, der gewöhnlich zwei Wochen nicht übersteigen soll, verpflegt, daß ferner während dieser Zeit alles dasjenige geschieht, was erforderlich ist, um den Wöchnerinnen ein späteres Fortkommen und die Sorge für ihre Neugeborenen zu erleichtern; insbesondere Arbeitsvermittlung und Verhandlung mit etwa unterstützungspflichtigen Personen oder Kassen, sowie mit Gerichten oder anderen Behörden. Die Fürsorge des Vereins ist zunächst unentgeltlich. Der Verein behält sich aber vor, Ersatz seiner Auslagen von Personen und Kassen, die den Wöchnerinnen gegenüber alimentationspflichtig sind, ausnahmsweise auch von

Wohlfahrtseinrichtungen. 47

den Wöchnerinnen selbst, sofern diese in günstige Vermögenslage gelangen, zu fordern.

Wöchnerinnenheim der Heilsarmee, N. 58, Kastanienallee 11.

Bettenzahl: 30. 6—8 Freistellen. — Schwangere werden aufgenommen; alles, auch die Entbindung ist unentgeltlich für gänzlich Mittellose. Sonst kosten Entbindung mit zehntägiger Verpflegung 27 M. Vor der Entbindung ist 1 M. Pension pro Tag zu zahlen.

Heimstätte in Berlin, N., Drontheimer Straße 39.

60 Plätze für erstgebärende Mädchen. — Die Stiftung hat den Zweck, zum erstenmal gefallenen bedürftigen Mädchen und deren Kindern ein vorübergehendes Heim zu gewähren. — Die Kosten betragen (inklusive Entbindung) für Mädchen von außerhalb 50 M., hiesige 40 M.

St. Monika-Stift Friedenau, Sponholzstraße 30.

Zweck: Mittellose Wöchnerinnen und Mädchen, die zum ersten Male gefallen sind, zur Zeit ihrer Niederkunft Aufenthalt und Pflege zu gewähren.

Beth-Elim und Elim, Neu-Weißensee, Albertinenstraße 20.

Zweck: Mädchen 1—3 Monate vor der Entbindung gegen 33 M. Entbindungskosten bei meist unentgeltlicher Pflege aufzunehmen.

6. Für Augenkranke.

Universitätsaugenklinik, N. 24, Ziegelstraße.

Bettenzahl: 66 und 8 Freibetten. — Aufnahmebedingungen usw.: Die gleichen wie bei der chirurgischen Klinik (s. oben S. 44).

Augenklinik im Charitékrankenhause.

Bettenzahl für: Männer 12, Frauen 11, Kinder 16. — Aufnahmebedingungen usw. s. oben S. 30.

Augenklinik im Rudolf Virchow-Krankenhaus.

Bettenzahl: 36. — Aufnahmebedingungen usw. s. oben S. 34.

7. Für Ohrenkranke.

Universitäts-Ohrenklinik, N. 24, Ziegelstraße.

Bettenzahl: 20. 3 Freibetten. — Aufnahmebedingungen, Kostensätze die gleichen wie bei der chirurgischen Universitätsklinik (siehe oben S. 44).

Klinik für Ohrenkranke im Charitékrankenhause.
Bettenzahl für: Männer 11, Frauen 14, Kinder 4. — Aufnahmebedingungen usw. siehe S. 30.

Ohrenklinik im Rudolf Virchow-Krankenhaus.
Bettenzahl: Zusammen mit Hals- und Nasenklinik: 40. Aufnahmebedingungen usw. siehe S. 34.

8. Für Hals- und Nasenkranke.

Klinik für Hals- und Nasenkranke im Charité-Krankenhaus (siehe unten S. 30).
Bettenzahl: Männer 13, Frauen 12, Kinder 2.

Hals- und Nasenklinik im Rudolf Virchow-Krankenhaus.
Bettenzahl: 40 zusammen mit Ohrenklinik (siehe oben S. 34).

9. Haut- und Geschlechtskranke.

Klinik für Haut- und Geschlechtskranke im Charité-Krankenhaus.
Bettenzahl: Männer 56, Frauen 54. — Aufnahmebedingungen usw. siehe unten S. 30.

Abteilung für Haut- und Geschlechtskranke im Rudolf Virchow-Krankenhaus.
Bettenzahl: 480. — Aufnahmebedingungen usw. siehe oben S. 34.

Ostkrankenhaus, O., Tilsiter Straße 22. Tel.: Amt VII, 4032.
Bettenzahl: 176. — Verpflegungssätze: I. Kl. 10—15 M. pro Tag je nach Wahl der Zimmer, exkl. Behandlung. II. Kl. 6 M. pro Tag exkl. Behandlung. III. Kl. 3 M. für Kassenpatienten, 4 M. für Privatpatienten pro Tag inkl. Behandlung und Medikamente. Für besondere Wärter resp. Wärterinnen werden die Kosten besonders berechnet. Die Kur- und Verpflegungskosten werden in allen drei Klassen bei der Aufnahme für 15 Tage pränumerando gezahlt und in gleicher Weise, wenn der Kranke länger im Hause bleibt. Wird der Kranke aus der Anstalt entlassen, so wird der noch für ihn gutstehende Betrag gegen Rückgabe der Quittung über die gemachte vorschußweise Einzahlung zurückgezahlt.

Heilstätte der Landesversicherungsanstalt Berlin für geschlechtskranke Männer, Lichtenberg, Dorfstraße 62—69.
Zweck: Geschlechtskranken Versicherten kostenlose gründliche Heilbehandlung in geschlossener Anstalt zu gewähren. (Wö-

Wohlfahrtseinrichtungen.

chentliche Unterstützung an die Angehörigen der Kranken, die durch sie ernährt wurden.) — **Bettenzahl: 55.** — **Meldung um Aufnahme:** Universitäts-Poliklinik Berlin NW. 6, Luisenstraße 19, unter Vorlegung der Quittungskarten.

Hydrotherapie.
Hydrotherapeutische Universitäts-Anstalt.
Bettenzahl: 15. — **Kur- und Verpflegungskosten:** täglich 3 M., bei der Aufnahme muß ein Vorschuß auf 30 Tage geleistet werden.

10. Anstalten für Blinde, Taubstumme, Krüppel, Zahnleidende.

Königliche Blindenanstalt in Steglitz, Rothenburgstraße 14.

Schulunterricht in 8 Klassen. Pensionäre in der Vorschule 350 M., Pensionäre in der Hauptanstalt 660 M., Externatszöglinge 108 M. Schulgeld. 29 königl. Freistellen, 5 Stiftungsfreistellen.

Städtische Blindenanstalt, Berlin, Oranienstraße 26.

Die Anstalt besteht aus Blindenschule, Fortbildungsschule für Blinde und Beschäftigungsanstalt für Blinde; sie ist kein Internat. Die die Blindenschule besuchenden Schüler sind zur Schulgeldzahlung verpflichtet. Falls die Eltern in Berlin wohnen, werden die Kinder auf Kosten der Stadt unterrichtet, sobald dies beantragt wird und die Eltern den Nachweis führen, daß sie zur Zahlung des Schulgeldes nicht imstande sind. Der Nachweis wird als geführt angesehen, wenn sie mit einem Einkommen bis zu 3000 M. jährlich eingeschätzt sind. Das Schulgeld beläuft sich jährlich auf 100 M., wohnen die Eltern, resp. die zur Erziehung Verpflichteten nicht in Berlin, 200 M. Derselben Verwaltung untersteht ferner das **Blindenheim in Weißensee.**

Moonscher Blinden-Verein, SO., Cuvrystraße 33.

Unterstützt werden 500 Blinde durch monatliche Beihilfen von 3, 4 oder 5 M. Außerdem erhalten 50 Blinde im Hause billige Wohnungen. Verwaltung: Dessauerstr. 23.

Blindenheim für Mädchen in Steglitz, Fichtertstraße 37/38.

Blindeninstitut zur Erziehung blinder Kinder von 4 bis 14 Jahren, SO. 26, Elisabeth-Ufer 19.

Unentgeltliche Aufnahme von etwa 12 Kindern, die hier erzogen werden und die die städtische Blindenschule besuchen. Jedes Kind muß vor der Aufnahme ärztlich untersucht werden.

Vereins-Blindenanstalt, SW. 48, Wilhelmstraße 4.

Jährliche Unterhaltungskosten: 240 M. (Alles weitere siehe im Reglement.)

Königl. Taubstummen- und Taubstummenlehrerbildungs-Anstalt, N. 24, Elsasser Straße 86—88.

Aufgenommen werden Kinder (7—10 Jahre) beiderlei Geschlechts ohne Unterschied des Glaubens aus dem Gebiet der ganzen Monarchie. — Pensionäre zahlen jährlich 570 M., halbe Freistellen 270 M. Externe Schüler 90 M. jährlich.

Städtische Taubstummenschule, Markusstraße 49.

Die Schule nimmt alle Berliner taubstummen Kinder auf. Hat der Vater ein Einkommen von 3000 M., werden 96 M. Schulgeld erhoben, die anderen haben Freistellen. 96 M. müssen auch die bezahlen, die noch nicht ortsangehörig, also noch nicht zwei Jahre in Berlin wohnen. Auswärtige Schüler bezahlen 200 M. Schulgeld. Arme Schüler bekommen Fahrgeld (die Stadt wendet dafür jährlich ca. 700 M. auf); ebenso bekommen arme Kinder freie Unterrichtsmittel.

Israelitische Taubstummenanstalt für Deutschland des Vereins „Freunde der Taubstummen", Weißensee, Parkstraße 18.

Zweck: Erziehung von Kindern aus Deutschland von 6—12 Jahren. — Geschäftsführung: Geh. San.-Rat Dr. Boas, Berlin W., Kurfürstenstr. 54. Tel.-Amt VI 6707.

Berlin-Brandenburgische Krüppel-Heil- und Erziehungsanstalt, S. 59, Am Urban 10/11. Telephon: Amt IV, 737.

120 Plätze einschließlich 5 Freistellen. — Aufgenommen werden jugendliche Krüppel im Alter bis zu 16 Jahren beiderlei Geschlechts, ohne Rücksicht auf Konfession, die als anstaltspflegebedürftig erkannt werden. Der Verpflegungssatz beträgt pro Tag 3 M., mit den Armenkommissionen der Behörden sind besondere Verträge abgeschlossen. Für Pfleglinge, die nur auf Erziehung und Ausbildung in einem Handwerk in die Anstalt aufgenommen sind, ist zurzeit ein Jahressatz von 500 M. vorgesehen. Die Pfleglinge der Anstalt erhalten neben der Beköstigung vollständige Bekleidung. In der dreiklassigen Anstaltsschule, die durch eine Fröbelklasse, eine Hilfsklasse und eine Fortbildungsschule erweitert ist, erhalten die Kinder Unterricht und Ausbildung in der Handfertigkeit.

Ferner bildet die Anstalt geeignete junge Mädchen für Pflege, Erziehung und Unterweisung gesunder und gebrechlicher Kinder aus.

Wohlfahrtseinrichtungen. 51

Aufnahmebedingungen: 1. Alter: nicht oder nur ausnahmsweise unter 18 Jahren. 2. Gesundheitszeugnis. 3. Nachweis einer der II. Klasse einer höheren Mädchenschule entsprechenden Bildung. 4. Einreichen eines von der Bewerberin selbst verfaßten und geschriebenen, ausführlichen Lebenslaufes. 5. Geburts- und Impfschein. 6. Empfehlung bekannter Persönlichkeiten oder Zeugnis der Ortsbehörde. 7. Bei Minderjährigen Einwilligung der Eltern oder des Vormundes. 8. Photographie der Bewerberin. 9. Beim Antritt Feststellung des Gesundheitszustandes durch den Chefarzt. Die Aufnahme erfolgt zunächst nur auf zwei Monate zur Probe. Wird die Bewerberin danach aufgenommen, so hat sie sich mindestens auf ein Jahr zu verpflichten.

Schulzahnkliniken in Berlin, Brandenburgstraße 78/79, Hochstraße 4.

Kostenlose Behandlung von Mundkrankheiten und Entfernung von Zähnen der Gemeindeschüler, Plombieren 50 Pf. Überweisung durch Schule, bzw. Schularzt nötig.

Schulzahnklinik in Charlottenburg, Bismarckstr. 22.

Unentgeltliche Behandlung unbemittelter städtischer Schulkinder. Überweisung durch Stadt- oder Schularzt erforderlich.

Schulzahnklinik in Schöneberg, Belziger Str. 46/47.

Kostenlose Untersuchung, Beratung und Behandlung von Volksschülern.

Zahnärztliches Institut der Landesversicherungsanstalt Berlin, Am Köllnischen Park 8.

I. Abteilung für Anfertigung des künstlichen Zahnersatzes, II. Abteilung besorgt die vor Fertigung des Gebisses etwa erforderliche Mundbehandlung und das Plombieren von Zähnen. Gebisse bewilligt die Landes-Versicherungsanstalt Berlin nach folgenden Grundsätzen: Künstlicher Zahnersatz wird auf Antrag solchen in Berlin oder der Provinz Brandenburg wohnenden Personen gewährt, die überwiegend Beitragsmarken der Versicherungsanstalt Berlin verwendet haben. Die Bewilligung ist abhängig von der Erfüllung der Wartezeit für Invalidenrente (200 Wochen) und von dem Gutachten des Vertrauensarztes. Weibliche Personen haben nur dann Aussicht auf Berücksichtigung ihrer Anträge, wenn sie bzw. ihre gesetzlichen Vertreter eine schriftliche Erklärung abgeben, daß sie im Falle der Erstattung der Beiträge infolge Verheiratung innerhalb der nächsten 10 Jahre der Landes-

Versicherungsanstalt die Selbstkosten des Gebisses zurückzuzahlen sich verpflichten.

11. Kinder- u. Säuglings-Krankenanstalten.

A. Für größere Kinder.

Kinderklinik im Charitékrankenhaus.
Bettenzahl: Hauptstation 49, Hospital 44, Säuglinge 16.
Aufnahmebedingungen usw. siehe S. 30.

Elisabeth-Kinderhospital, Rixdorf.
Bettenzahl: 95. 12 Freibetten. — Verpflegungssätze: 2,50 M. täglich im voraus für einen Monat zahlbar. Im Bedürfnisfall Ermäßigung. Aufgenommen werden Kinder von 1—12 Jahren. Von der Aufnahme ausgeschlossen: Epilepsie oder Blödsinn. — Zum Krankenhaus gehört das Seehospiz „Kolberger Deep" für schwächliche und kränkliche Kinder jeden Glaubens. Aufgenommen werden Knaben von 5—9, Mädchen von 5—12 Jahren. Kurkosten für vier Wochen 45 M. Anmeldebogen im Bureau des Krankenhauses. Ermäßigung der Pflegekosten auf Antrag. Für Kinder von Unbemittelten übernimmt die Armenverwaltung die Kosten.

Kaiser und Kaiserin Friedrich-Kinder-Krankenhaus, N. 65, Reinickendorfer Straße 32.
Bettenzahl: 240. — Verpflegungssätze: 3 M. für hier wohnende Kranke und 3,50 M. für nicht hier wohnhafte Kranke. — Für Freibetten stehen folgende Stiftungen zur Verfügung: Mannheimer-Stiftung, Nelken-Stiftung, Jantzen-Stiftung, Schwabacher-Stiftung, Virchow-Stiftung, J. Liebermann-Stiftung, J. Maas-Stiftung, Holländer-Stiftung, Liepmann-Stiftung, Bernstein-Stiftung, Kaskel-Stiftung, Kopetzky-Stiftung, Roesicke-Stiftung, Bothe-Stiftung. — Als Rekonvaleszenten-Stiftungen stehen zur Verfügung: L. Liebermann-Stiftung, E. Kristeller-Stiftung, F. Mannheimer-Stiftung, Elmenfonds-Stiftung, Spindler-Stiftung, Rieß-Stiftung, J. Pinkus-Stiftung, V. D.-Stiftung.

Krankenabteilung des Friedrichs-Waisenhauses der Stadt Berlin in Boxhagen-Rummelsburg.
Bettenzahl: 320. — (Säuglingsabteilung s. S. 54.) Infektionshaus (für Scharlach, Masern, Diphtherie und Keuchhusten) ca. 45 Betten. 1 Baracke mit 32 Betten für akut kranke Kinder, verschiedene Pflegestationen mit chronischen Erkrankungen und eine Abteilung für ältere Kinder mit Lues congenita von 20 Betten.
Aufnahme erfolgt nur vom Waisenhaus Berlin.
Alter der Kinder im Durchschnitt zu 15 Jahren.

Kinder-Heilstätte in Belzig für lungenkranke Kinder von 6—15 Jahren.

Bettenzahl: 36. — Aufnahmebedingungen (s. auch S. 60): Dem Gesuche muß ein ärztliches Attest beigefügt sein, das sich genau über den Stand der Krankheit (Anamnese und objektiven Befund) auszusprechen hat. Es sollen nur solche Lungenkranke in die Heilstätte aufgenommen werden, bei denen eine Heilung oder eine wesentliche Besserung zu erwarten ist. In dem Attest muß bescheinigt sein, daß in den Familien der aufzunehmenden Kinder 6 Wochen vor der Aufnahme ansteckende Krankheiten, insbesondere Keuchhusten, Scharlach, Masern, Diphtherie, Typhus oder Pocken nicht vorgekommen sind, sowie daß die Kinder geimpft sind. Der Verein behält sich daher das Recht vor, das beigebrachte ärztliche Attest durch einen Vereinsarzt prüfen zu lassen, um zu entscheiden, ob der betreffende Patient sich zur Behandlung in einer Heilstätte eignet. Die Kosten werden auf 2,50 M. pro Kopf und Tag festgesetzt. Soweit die Geldmittel des Vereins es zulassen, kann der geschäftsführende Ausschuß in den dazu geeigneten Fällen den Kostensatz ermäßigen oder auch ganze Freistellen bewilligen (die weiteren Aufnahmebedingungen siehe unten). — Aufnahmegesuche an: Berlin-Brandenburger Heilstätten-Verein für Lungenkranke, Berlin W. 9, Bellevuestr. 4, z. H. Geheimrat B. Fraenkel oder Geschäftsstelle: Berlin W. 9, Königin Augustastr. 11.

Kinderanstalten vom Roten Kreuz zu Hohenlychen (Uckermark).

Verwaltung: Charlottenburg, Berliner Straße 137. Volksheilstättenverein vom Roten Kreuz.

a) Viktoria Luise-Kinderheilstätte.

Zweck: Aufnahme und Behandlung tuberkulöser Kinder, besonders solcher, deren Eltern sich in der Heilstätte am Grabowsee (siehe S. 60) befinden.

b) Cecilienheim für knochen- und gelenktuberkulöse Kinder.

c) Ländliche Kolonien.

Zweck: Aufnahme von größeren Kindern, die nach der Behandlung in der Viktoria Luise-Heilstätte (a) weitere Kräftigung bedürfen.

d) Ferienkolonie für skrofulöse und tuberkuloseverdächtige Kinder.

Der Tagespflegesatz beträgt 2,50 M. für a, b, c. Kurkosten in d für 4 Wochen 50 M. — Bettenzahl: Viktoria

Luise-Kinderheilstätte für tuberkulöse Kinder im Sommer auf 160, im Winter auf 105; „Ländliche Kolonie Königin Luise-Andenken" im Sommer auf 110, im Winter auf 90; „Cecilienheim" im Sommer und Winter auf ca. 100. — In der Ferienkolonie 110 Plätze im Sommer.

Mütter- und Kinderheim, E. V., Schöneberg, Akazienstr. 7.
Vorsitzende: Frau Generaldirektor Liebert.
Zweck: Aufnahme von Müttern mit Kindern im Alter von 1—3 Jahre (später bis zum schulpflichtigen Alter). Den Müttern wird auskömmliche Arbeit verschafft. Die Mütter zahlen für die Verpflegung der Kinder 20 M. und 5 M. für sich (Schlafstelle und Wäsche). Es können zurzeit bis 15 Mütter mit Kindern aufgenommen werden und 5—6 Pensionäre (Kinder ohne Mütter). Für die Pensionäre wird ein höherer Preis angesetzt.

B. Für Säuglinge.

Kinderasyl, Krankenabteilung des städtischen Waisenhauses, SW. 19, Kürassierstraße 21/22. Die Anstalt untersteht der städtischen Waisendeputation.

Bettenzahl: 150. — Aufgenommen werden nur Säuglinge, namentlich solche, die aufgefunden und deren Eltern unbekannt und nicht zu ermitteln sind, oder deren Eltern sich in Krankenhäusern befinden oder ausgewandert sind, ferner Kinder, deren Väter die Aufnahme ausdrücklich nachsuchen. Die Säuglinge werden so lange gepflegt, bis Außenpflege durchführbar ist.

Säuglingsabteilung des Friedrichs-Waisenhauses der Stadt Berlin in Boxhagen-Rummelsburg.
Bettenzahl: 126. (Näheres siehe S. 52.)

Säuglingsabteilungen bzw. -betten an den allgemeinen Krankenanstalten.
a) Rudolf Virchow-Krankenhaus. Bettenzahl: 91.
b) Krankenhaus am Urban. Bettenzahl: 36.
c) Moabit. Bettenzahl: 40.
d) Bethanien. Bettenzahl: 6.
e) Elisabethkrankenhaus. Bettenzahl: 15.

Säuglingsfürsorgestellen der Stadt Berlin.
In den Säuglingsfürsorgestellen halten wochentäglich von 2—3 Uhr Kinderspezialärzte Sprechstunde ab, um den Müttern und

Pflegemüttern von Säuglingen, Kindern des 1. Lebensjahres, unentgeltlich Rat über die Wartung und Ernährung der Kinder zu erteilen. Die Ärzte sollen in erster Reihe dahin wirken, die Mütter zum Stillen zu veranlassen, nötigenfalls unter Gewährung von Stillprämien, Geldunterstützungen, die sich durchschnittlich in Höhe von 2—4 M. wöchentlich bewegen. Daneben soll aber den künstlich genährten Säuglingen Hilfe nicht versagt werden. Ihnen soll neben der Beratung je nach Erfordernis gute, ärztlich kontrollierte Milch zu ermäßigtem Preise oder umsonst geliefert werden. Aufnahmebedingung soll vorhandene Bedürftigkeit sein, die durch Recherche der Fürsorgeschwester jedesmal festgestellt wird. Die Unterstützung der Fürsorgestelle gilt nicht als Armenunterstützung, hat also keinerlei Einfluß auf die öffentliche Rechtsstellung. Nur die eine Verpflichtung gehen die Mütter bei der Aufnahme ein; ihr Kind alle 8—14 Tage, nach Bedarf auch häufiger, dem Arzte vorzustellen.

Säuglingsfürsorgestelle I für die Stadtbezirke 1—10, 145—166, 168—188, 189a, b, c, 190 b, c, e, 195—201, O. 27, Blumenstraße 78.

Säuglingsfürsorgestelle II für die Stadtbezirke 202—245, 251—253, 255—259, 264—274. N. 24, Elsasser Straße 27.

Säuglingsfürsorgestelle III für die Stadtbezirke 11—14, 279—304. NW. 21, Bugenhagenstraße 7.

Säuglingsfürsorgestelle IV für die Stadtbezirke 15—19, 22—28, 72—74, 76—144, 167a, b, c. SO. 26, Naunynstraße 63.

Säuglingsfürsorgestelle V für die Stadtbezirke 254, 260—263, 275—278, 305—326. N. 39, Pankstraße 7.

Säuglingsfürsorgestelle VI für die Stadtbezirke 20, 21, 29—71, 75a, b. SW. 61, Großbeerenstraße 10.

Säuglingsfürsorgestelle VII für die Stadtbezirke 246—250, 189d, 190a, d, 191—194. NO. 55, Prenzlauer Straße 55, II. Eingang.

Stiftungen für Säuglingspflege: Hartwig Staats'sche Stiftung zur Bekämpfung der Sterblichkeit der Kinder im ersten Lebensjahre. Von den Zinsen werden 1. an Pflegemütter, die mindestens fünf genesene Säuglinge mit Erfolg gepflegt haben, Prämien von 30 M. gewährt; 2. ausnahmsweise schwerkranke Säuglinge bei Platzmangel in einem Krankenhause von den Säuglingsfürsorgestellen dem Kinderasyl zur Pflege überwiesen; 3. für Säuglinge, für die die Säuglingsfürsorgestellen eine Unterstützung nicht gewähren dürfen, weil sie zwar hier wohnen, aber außerhalb Berlins ihren Unterstützungswohnsitz haben, den Müttern Geldprämien oder Milch zu ermäßigtem Preise oder unentgeltlich bewilligt.

Verein Säuglings-Krankenhaus Berlin. Geschäftsstelle: Invalidenstraße 147. Fernsprecher: III, Nr. 5982.

Bettenzahl: Berlin (Invalidenstr. 147) 24 Betten. Weißensee (Pistoriusstr. 24) 16 Betten.

Aufnahmebedingungen: Für Bedürftige nach Verhältnis von 1 M. an, für Arme steht der vierte Teil der Gesamtbetten unentgeltlich zur Verfügung, für Besitzende 5—10 M. Säuglinge mit Keuchhusten, Diphtherie, Masern und Scharlach sind von der Aufnahme ausgeschlossen, werden aber in dem für 60—100 Betten eingerichteten, im Bau befindlichen großen Weißenseeer Säuglingskrankenhaus aufgenommen werden. — Grundprinzip: Ammenernährung. — Fürsorge, angeschlossen an die beiden Kliniken: Nur für kranke Säuglinge, denen die bestimmte Nahrung zum Selbstkostenpreise abgegeben wird. — Schwesternversorgung: Junge Mädchen, aus guter Familie mit der Bildung einer höheren Mädchenschule oder eines Gymnasiums, die in unserer Schwesternschule ausgebildet werden. — In Berlin steht eine Stiftung von 55 000 M. zu Gebote; in Weißensee erhält die Gemeinde die Anstalten. In Berlin ist die Klinik vom Magistrat als Krankenhaus zugelassen und erhält außer einem Zuschuß von 2000 M. für jedes arme Kind 3 M.

Kinderasyl des deutschen Vereins für Kinderasyle, Berlin-Halensee, Schweidnitzerstr. 5.

Aufgenommen werden Kinder, die in Notlage (gesundheitlicher oder materieller) sind, und zwar bis zum 1. Lebensjahr. Ausgeschlossen sind ansteckende Krankheiten. — Bettenzahl: 60; ferner 10 für Mütter, die selbst stillen, auf 3 Monate. (Ammen sind zur Verfügung.) — Pflegesatz: 2,50—4 M.; für Mittellose kostenfrei.

Säuglingsheim Westend, Rüsternallee 24. Tel.-Amt: Charlottenburg 9983.

Bettenzahl: 40; für gesunde Kinder, die nur unter der Bedingung aufgenommen werden, daß die Mutter mit in die Anstalt geht und ihr Kind nährt. (Außerdem können erholungsbedürftige Kinder bis zu 4 Jahren für Wochen und Monate aufgenommen werden.) — Zweck: Verbindung von Mutter und (meist) unehelichem Kind aufrecht zu erhalten, für beide zu sorgen und den Vater zur Alimentation heranzuziehen.

Charlottenburger Säuglingsklinik, Christstraße 1.

Bettenzahl: 33. Aufnahmebedingungen: Die Anstalt

nimmt kranke Kinder nicht nur aus Charlottenburg, sondern aus ganz Groß-Berlin und, soweit Platz vorhanden ist, auch aus anderen Orten auf. Es finden Aufnahme in die Klinik: Ernährungsstörungen, früh- und schwachgeborene Kinder, Erkrankungen der Luftwege, des Herzens, des Nervensystems, des Mundes, der Augen, der Ohren, der Haut und der Nase, Rhachitis, Skrofulose, Tuberkulose und Syphilis. Ausgeschlossen von der Aufnahme sind Infektionskrankheiten, wie: Masern, Scharlach, Diphtherie, Windpocken und Keuchhusten. Wird trotz aller Vorsicht ein Fall von Infektionskrankheit in die Anstalt eingeschleppt, so wird er sofort in dem für den Zweck eingerichteten Isolierzimmer untergebracht und von dort möglichst schnell in ein Infektionskrankenhaus überführt. — Es sind zwei Verpflegungsklassen vorgesehen: Der Verpflegungssatz für unbemittelte Kinder (II. Klasse) beträgt für den Tag 2,50 M., welchen Satz auch die Armenverwaltungen für jedes Kind an die Klinik bezahlen. Die Armendirektion Charlottenburg hat sich bereit erklärt, für jedes Kind aus Charlottenburg, für das von anderer Seite Zahlung nicht zu erlangen ist, die Verpflegungskosten zu übernehmen. Der Verpflegungssatz für Kinder bemittelter Eltern (I. Klasse) beträgt 6—8 M. pro Tag. Bei Kindern der II. Verpflegungsklasse sind in dem Preise von 2,50 M. alle Kosten einbegriffen. Bei Kindern der ersten Verpflegungsklasse sind ärztliches Honorar, Kosten für Medikamente, eventuelle Operationen und Verbandstoffe nicht einbegriffen, sondern extra zu zahlen. Werden für Kinder der I. Klasse besondere Ansprüche gestellt, die über das, was seitens der ärztlichen Leitung als notwendig erachtet wird, hinausgehen, so ist eine eigene Vereinbarung zu treffen. Bei Privatpatienten ist dem Hausarzt der Familie auf Wunsch die Behandlung des kranken Kindes in der Klinik gemeinsam mit dem dirigierenden Arzt ermöglicht. Bei der Aufnahme des Kindes ist der Verpflegungssatz für eine Woche im voraus zu entrichten und weiterhin stets für sieben Tage im voraus zu bezahlen. Der Tag der Aufnahme und der Tag der Entlassung werden zusammen für einen vollen Tag gerechnet, wenn das Kind bis 1 Uhr mittags abgeholt worden ist.

Allgemeines Krankenhaus (Westend). (Siehe S. 35.)
10 Betten für kranke Säuglinge.

Entbindungsheim, Kirchstraße (vgl. S. 36).
Ca. 20 Betten zum Aufenthalt für dort geborene gesunde Säuglinge, ca. 10—20. Aufenthalt 11—20 Tage.

Walderholungsstätte für Säuglinge (und deren Mütter) des Vaterländischen Frauen-Vereins Pankow. Im Schönholzer Forst, Postbezirk Reinickendorf-Ost. Tel.-Amt: Pankow Nr. 3130 (nur vom 1. Mai bis 1. Oktober). Geschäftsstelle: Vaterländischer Frauen-Verein Pankow. Telephon 3016 oder Dr. Rohardt, Pankow, Telephon Nr. 69. — Bettenzahl: 30 Betten für Kinder. — Verpflegungskosten: pro Tag und Kind von 1,20 M. an; für Bemittelte höher. — Aufnahme-Formalitäten: Kostenlose Vorstellung beim leitenden Arzt Dr. Rohardt in Pankow, Schönholzerstr. 1 (8—9, 4—5 Uhr. — Art der Pfleglinge: Erholungsbedürftige Rekonvaleszenten, auch tuberkulose-verdächtige Kinder, besonders aber rhachitische Kinder in den ersten Lebensjahren. Das Personal (2 Schwestern und 2 Pflegerinnen) ist in Säuglingspflege speziell ausgebildet. Für besonders geeignete Kinder wird Ammenmilch gegeben. Kinder mit ansteckenden Krankheiten wie: Masern, Scharlach, Windpocken, Keuchhusten usw. sind ausgeschlossen. — Aufenthaltsdauer: Möglichst mehrere Monate. Mütter dürfen sich nur über Tag in der Erholungsstätte aufhalten.

Fürsorgeheim für hilflose jüdische Kinder, Niederschönhausen, Kronprinzenstr. 1—2 [unterhalten von dem gleichnamigen Wohltätigkeitsverein (Vorsitzender: San.-Rat W. Levy, Maassenstr. 22)] nimmt in Not befindliche (z. B. bei Erkrankung der Mutter) jüdische Kinder vom Säuglingsalter bis zum Schulalter auf. Illegitime Säuglinge finden event. mit der Mutter Aufnahme. — Bettenzahl: 30. — Tagessatz durchschnittlich 1,50 M., in Fällen besonderer Not nach Vereinbarung. Preis für Pensionäre nach Vereinbarung.

Kinderheim in Zehlendorf (unterhalten vom Bund für Mutterschutz (siehe S. 45).

Aufnahme finden ca. 24 Säuglinge.

Kaiserin Auguste Viktoria-Haus zur Bekämpfung der Säuglingssterblichkeit im Deutschen Reiche, Charlottenburg, Mollwitzstraße.

Bettenzahl: je 40 für Mütter und gesunde Säuglinge, 20 für kranke Säuglinge. — Bestimmung: Es sollen schwangere Mütter Wochen und Monate vor der Entbindung ins Haus aufgenommen und mit ihren Kindern monatelang nachher im Hause behalten werden. Schwangere, bei denen eine pathologische Entbindung vorauszusehen ist, werden anderen Entbindungsanstalten überwiesen. In der Anstalt sollen neben gesunden Brustkindern und gesunden, künstlich genährten Kindern auch ernährungskranke Kinder Aufnahme finden. — Unterhaltung einer Säuglingsfürsorgestelle. Ärztliche poliklinische Sprechstunden für Säuglinge und Kinder im Alter unter zwei Jahren finden Dienstags und Freitags vormittags für alle Mütter unentgeltlich statt. Es werden zur poliklinischen Behandlung aber nur solche Kinder zugelassen, die von den hiesigen, nicht auswärtigen Ärzten überwiesen werden. Kinder, die bereits in dem neuen Säuglingskrankenhause behandelt werden, können jedoch nach wie vor täglich um 10 Uhr den Ärzten vorgestellt werden. [Der Magistrat hat die Ärzte der städtischen Säuglingsfürsorgestellen ermächtigt, solche Säuglinge, die sie bisher den Stadtärzten zur Behandlung überweisen durften, von jetzt an, wenn eine spezialistische Behandlung geboten erscheint, direkt an die Sprechstunden im obengenannten Krankenhause zu überweisen. Das Haus hat die Berechtigung erhalten, für die von den Stadtärzten überwiesenen kranken Säuglinge Arzneien, Verbandstoffe usw. für Rechnung der städtischen Verwaltung zu verordnen.] Erteilung von Rat an Behörden, Verbände und einzelne Personen. Ausbildung von Schwestern in eigener Schwesternschule.

Säuglingsärzte der Stadt Berlin:

für Bezirk I: Geh. San.-Rat Dr. Wutzer, Großbeerenstraße 64.
„ „ II: Dr. Ballin, Potsdamer Straße 53.
„ „ III: Dr. Hirschberg, Landsberger Allee 138.
„ „ IV: Geh. San.-Rat Dr. Engel, Schönhauer Allee 172.
„ „ V: Vakat.
„ „ VI: Dr. Mendelsohn, Chausseestraße 59.
„ „ VII: Prof. Dr. Pagel, Chausseestraße 60.
„ „ VIII: Dr. Bertram, Lychenerstr. 119.

Die in Hauspflege befindlichen Waisensäuglinge sind in 8 Bezirke geteilt, und jeder Bezirk ist einem Säuglingsarzt zur Aufsicht unterstellt. Dieser hat die Säuglinge mindestens einmal im Monat zu besuchen, sich von deren Gedeihen, der Art der Pflege, dem Zustande der Wohnung usw. zu informieren und hierüber allmonatlich kurzen Bericht an die Waisen-Deputation zu erstatten, ev. auch Ratschläge an die Pflegemütter zu erteilen. Außerdem empfängt er zweimal im Monat die Waisenhelferin, die die Kinder zweimal im Monat, im Sommer sogar (15. Juni bis 15. September) zweimal wöchentlich zu besuchen hat, und nimmt deren Bericht entgegen. Bevor ein Säugling einer Pflegestelle übergeben wird, wird jedesmal vom Säuglingsarzt oder vom Waisenrat ein Zeugnis über das Geeignetsein der Stelle vom Waisenhause verlangt. Am Schlusse des Etatsjahres hat der Säuglingsarzt einen Generalbericht über den Bezirk zu erstatten, in dem besonders die Statistik zu berücksichtigen ist.

C. Spezialanstalten für Kinder.

Albert Charlotten-Heim, W. 35, Potsdamer Straße 29.

30 Freibetten. Heilstätte für arme augenkranke Kinder aus der Provinz Brandenburg. Aufnahme kostenlos; Armutszeugnis erforderlich.

Pflegeheim für erblich kranke Kinder, E. V., Friedrichshagen, Seestraße 43. Bureau: Potsdamer Straße 121g.

Das Pflegeheim ist für 40 hereditär-syphilistische Kinder bestimmt, die dort ihre ersten vier Lebensjahre verbringen sollen. Die Belegung soll in der Weise vor sich gehen, daß in jedem Jahre 10 Kinder, die sich im ersten Lebensjahre befinden, aufgenommen werden. Nach vier Jahren können die ersten zehn Kinder entlassen werden, so daß dadurch ein regelmäßiger Turnus eingerichtet ist. Das Pflegeheim ist ein Wohltätigkeits-Institut, das durch freiwillige Beiträge unterhalten wird. Der Kostensatz für zahlungsfähige Kinder beträgt etwa 30—45 M. monatlich.

12. Anstalten, Stiftungen für Lungenkranke.

Volksheilstätten vom Roten Kreuz.

Verwaltung: Charlottenburg, Knesebeckstraße 29.

a) Volksheilstätte am Grabowsee bei Oranienburg. Zweck: Aufnahme männlicher Lungenkranker, deren Leiden Aussicht auf Wiederherstellung oder erhebliche Besserung bietet. Pflegegeld pro Tag 3,75 M. Ermäßigungen und Freistellen. — Aufnahmegesuche an die Verwaltung.

b) Erholungsstätten, siehe diese S. 65.

Heilstätte Belzig des Berlin-Brandenburger Heilstättenvereins für Lungenkranke, Belzig i. M. Fernsprecher: Belzig Nr. 5. Verwaltung: Berlin W. 9, Königin Augusta-Straße 11.

Bettenzahl: 40 für Frauen, 54 für Männer. Bleichröder-Stiftung: 26 Betten. — Aufnahme-Bedingungen: 1. Die Heilstätte ist bestimmt zur Aufnahme von weniger bemittelten Lungenkranken beiderlei Geschlechts, ohne Unterschied des Standes und des religiösen Bekenntnisses, in erster Linie aus Berlin und

Wohlfahrtseinrichtungen.

Ärztliches Zeugnis
behufs Aufnahme in die Heilstätte Belzig b. Berlin (Mark Brandenburg).

NB. Ungeeignet für die Aufnahme sind: **Emphysematiker, schwere Kranke** (bes. andauernd Bettlägerige) mit Komplikationen (insbesondere solche mit **ausgedehnten tuberkulösen Veränderungen des Kehlkopfes und Ohres, konstantem Fieber** und **Durchfällen**), wie **sehr Blutarme** und **Schwangere**.
Das Gebiß muß vor der Kur in Ordnung gebracht sein. —

Vor- und Zuname	Stand resp. Beschäftigung	Geburtsjahr und -tag	Wohnort (Straße, Nr.)
1. Schwindsucht in Familie?			
2. Frühere Krankheiten? (bes. Skrofulose, Lungen- und Rippenfellentzündungen usw.)			
3. Zeit des Beginns der jetzigen Krankheit?			
4. Lungen-Befund?			
5. Husten? (leicht, schwer, wenig, viel)			
6. Auswurf? (reichlich, spärlich)			
7. Blutungen?			
8. Kurzatmigkeit?			
9. Nachtschweiße?			
10. Erkrankungen der oberen Luftwege? Nase: Gut luftdurchgängig? Rachen: Kehlkopf:			
11. Ohr:			
12. Herzbefund? Pulszahl?			
13. Urin? Eiweiß? Zucker?			
14. Verdauung? Appetit (Dyspepsien)? Erbrechen? Durchfälle?			
15. Andere Krankheiten? Geschlechtskrankheiten?			

16. Körpertemperatur: Genau ausfüllen!!
(in Achselhöhle 15 Minuten gemessen!)
3 Tage!

Datum:	Morgens:	Mittags:	Abends:

17. Körpergröße? Körpergewicht?	
18. Ist die Wiedergewinnung der vollen Erwerbsfähigkeit als wahrscheinlich anzunehmen?	
19. Zahlende Stelle?	

Vorstehendes beglaubigt

(Ort) ...., den ......ten...................... 190

(Unterschrift):........................

der Provinz Brandenburg. — 2. Die **Aufnahme** ist bei der **Verwaltung** nachzusuchen. Dem Gesuche muß ein ärztliches Attest (siehe Formular Seite 61) beigefügt sein, das sich genau über den Stand der Krankheit (Anamnese und objektiven Befund) auszusprechen hat. Es sollen nur solche Kranke aufgenommen werden, bei denen eine Heilung oder wesentliche Besserung zu erwarten ist. Andererseits dürfen nur Kranke mit Tuberkulose aufgenommen werden. Die Patienten sind daher in ihrem eigenen Interesse verpflichtet, sich den Maßnahmen, die zur Feststellung der Diagnose notwendig sind, zu unterwerfen. Im Weigerungsfalle muß Entlassung erfolgen. Patienten, die bei der Untersuchung in der Heilstätte vom Direktor als ungeeignet befunden werden, können sofort wieder entlassen werden. — 3. Der Verein bestreitet aus seinen alleinigen Mitteln die allgemeinen Verwaltungskosten der Heilstätte, dagegen sind die individuellen Kur- und Verpflegungskosten in der Regel von den Patienten selbst zu tragen. Diese Kosten werden auf 3,75 M. pro Kopf und Tag festgesetzt. Bei Beanspruchung eines Zweibettenzimmers beträgt der Preis 4 M. und bei Beanspruchung eines Einzelzimmers 5 M. Die Aufnahme ist ferner, falls nicht etwa eine andere Vereinbarung stattgefunden hat, von der Einzahlung eines Kostenvorschusses von mindestens 140 M. abhängig. Soweit die Geldmittel des Vereins es zulassen, kann der geschäftsführende Ausschuß in den dazu geeigneten Fällen Freistellen bewilligen. — 4. Erfolgt die Aufnahme auf den Antrag eines Ortsvorstandes oder einer anderen öffentlichen Behörde, einer Berufsgenossenschaft, einer Alters- und Invaliditätsversicherungs-Anstalt, einer anderen Korporation, einer Krankenkasse und dergl., so genügt ohne Kostenvorschuß die Einreichung eines Reverses, Inhalts dessen sich die betr. Behörde usw. als Selbstschuldnerin verpflichtet, die individuellen Kur- und Verpflegungskosten der Heilstätte zu vergüten, ohne daß diese genötigt ist, sich vorher an den Verpflegten, oder an andere zur Zahlung verpflichtete Personen zu halten, auch den Kranken sofort zurückzunehmen, wenn derselbe nicht mehr als Gegenstand des Heilverfahrens in der Heilstätte zu erachten sein, oder die Verwaltung aus anderen Gründen seine Entlassung anordnen sollte. — 5. Die Anstalt gewährt vollständige Verpflegung, ärztliche Behandlung und Arznei. Nebenkosten für Extradiät, Verbandstoffe usw. werden nicht berechnet. Wenn dagegen im Verlaufe der Kur nach Ansicht des Arztes für den Kranken eine besondere Pflegeschwester notwendig wird, so sind die Kosten in der Regel von den Patienten zu tragen; ebenso die Kosten von Operationen, die in der Heilstätte notwendig werden,

Wohlfahrtseinrichtungen. 63

mit dem Grundleiden aber nicht zusammenhängen. — 6. Die Kosten des Transportes von Belzig nach der Heilstätte und zurück haben die Patienten selber nach feststehendem Tarif zu zahlen, ebenso die Anschaffung der Thermometer und Spuckflaschen, die ihnen die Heilstätte zum Selbstkostenpreise liefert und die in ihrem Besitze bleiben. Zerbrochene Spuckflaschen und Thermometer sind sofort von den Kranken zu ersetzen. — 7. Bei Aufstellung der Kostenliquidation wird sowohl der Tag der Aufnahme wie der Tag der Entlassung voll gerechnet. Der nicht verbrauchte Rest des Kostenvorschusses und der späteren Zahlungen wird bei der Entlassung zurückgezahlt. (Dies gilt, soweit nicht besondere Bestimmungen bestehen, auch für die oben S. 53 aufgeführte Kinderabteilung.)

Heilstätte Beelitz der Landesversicherungsanstalt Berlin.

Verwaltungsbureau: Berlin SO., Am Köllnischen Park 8.

Bettenzahl: für Männer 479—499, für Frauen 346. — Aufnahme finden nur Kranke, die Aussicht auf Heilung bieten. Mit den Anträgen auf Heilbehandlung der Versicherten sind ärztliche Gutachten nach vorgeschriebenen Mustern einzureichen, die die Versicherungsanstalt unentgeltlich verabfolgt. Diejenigen Personen werden ausgeschieden, die nicht zu den Versicherten gehören, oder für die wegen Vorliegens eines Betriebsunfalls eine Berufsgenossenschaft einzutreten hat, oder bei denen sonstige formelle Gründe die Einleitung eines Heilverfahrens nicht tunlich erscheinen lassen. Der Rest der Antragsteller wird zwecks Feststellung, ob ein Heilverfahren nach Maßgabe der geschäftlichen Bestimmungen angebracht und zulässig erscheint, einer Untersuchung in der ärztlichen Abteilung der Anstalt unterzogen. Je nach dem Ausfall der Untersuchung erfolgt Ablehnung des Antrages oder Notierung der Antragsteller als Anwärter für die Heilstättenbehandlung nach der Reihenfolge der Meldungen und Erteilung eines entsprechenden Bescheides. In hierfür geeigneten Fällen werden die Abgewiesenen sowohl, wie die als Anwärter notierten den Fürsorgestellen für Lungenkranke (siehe S. 74) oder den Walderholungsstätten (siehe S. 65) zur Beobachtung bzw. Behandlung empfohlen. Sobald ein vorgemerkter Anwärter zur Überweisung an der Reihe ist, ergeht an ihn die Aufforderung, an einem bestimmten Tage und zu einer bestimmten Stunde abzureisen; er erhält zu diesem Zwecke einen Fahrtausweis, auf Grund dessen der Eisenbahnfahrpreis (siehe S. 95) auf die Hälfte ermäßigt wird.

Tuberkulose-Heilstätte der Stadt Schöneberg in Sternberg.

Verwaltungsbureau: Schöneberg, Belziger Straße 46/47.
Tel.-Amt: Magistrat Schöneberg, Bureau 12.
Bettenzahl: 28 für Männer, 36 für Frauen.
Verpflegungssatz: für Männer 3,25 M., für Frauen 2,80 M.

Aufgenommen werden Tuberkulöse aller Stadien, sobald irgend ein Erfolg zu erwarten ist, in einzelnen Fällen auch absolut hoffnungslose Kranke, mit Rücksicht auf Schutz der Umgebung gegen Infektionsgefahr.

Tuberkulose-Station der Landesversicherungsanstalt Berlin, Berlin SO., Am Köllnischen Park 8.

Sprechstunden: Dienstag, Donnerstag und Freitag von 4 bis 7 Uhr. Jeder Fall von Tuberkulose bei einem versicherungspflichtigen Arbeiter, der entweder in Form eines Antrages auf Heilstätten-Behandlung oder auf Rentenbewilligung zur Kenntnis der Landesversicherungsanstalt gelangt, wird durch das statistische Bureau der Tuberkulose-Station gemeldet. Der Betreffende wird alsdann schriftlich in eine der Sprechstunden der Tuberkulose-Station geladen. Für jeden einzelnen Fall wird ein besonderes Fürsorge-Journal angelegt, das Aufschluß geben soll über die sozialen Verhältnisse des Kranken, seinen derzeitigen Gesundheitszustand, namentlich den Lungenbefund. Je nachdem erfolgt Wohnungsfürsorge oder Anstaltsbehandlung, ev. auch der Angehörigen. Die Station ist für die Stadtteile C. und SO. bestimmt (siehe im übrigen Auskunft- und Fürsorgestellen S. 75).

Tuberkulin-Station der Landesversicherungsanstalt Berlin in Lichtenberg (Möllendorfstraße 62—69).

Die Station bezweckt 1. durch sorgfältige Vorbeobachtung der tuberkuloseverdächtigen Fälle die Auslese für die Lungenheilstätten in der Richtung zu unterstützen, daß nur Fälle dorthin überwiesen werden, bei denen der Nachweis einer tuberkulösen Erkrankung der Lungen erbracht ist und bei denen auch tatsächlich die Gefahr späterer Invalidität durch Tuberkulose vorliegt; 2. durch Wiederholungskuren unter Anwendung von Tuberkulin bei den bereits in Lungenheilstätten spezifisch Behandelten die Heilerfolge möglichst nachhaltig zu gestalten. — Die Anstalt hat zwei Abteilungen: 1. die stationäre Abteilung für die zur Beobachtung Überwiesenen; diese Abteilung enthält 20 Betten; 2. die ambulante für die mit Tuberkulin zu Behandelnden; zurzeit ist Raum für die Unterbringung von 10 Tagespatienten verfügbar.

Wilhelm Meyersches Vermächtnis.
Kapital: 5000 M. — Zweck: Bedürftigen Lungenkranken Verpflegung und Heilung zu verschaffen. — Verwaltung: Kuratorium der Städtischen Heimstätten für Genesende, Berlin SO., Stralauer Straße, Stadthaus III, Zimmer 292/293.

18. Anstalten für Rekonvaleszenten, Heim- und Heilstätten.

Städtische Heimstätten.
Verwaltung: Berlin SO., Stralauer Straße, Stadthaus, III, Zimmer 292/293.

a) Blankenburg (für Mädchen vom schulpflichtigen Alter an und für Wöchnerinnen) 52 Betten.
b) Upstall (genesende Frauen) 95 Betten.
c) Heinersdorf (genesende Männer) 72 Betten.
d) Gütergotz (für genesende oder an geschlossener Tuberkulose leidende Männer) 98 Betten.
e) Blankenfelde (für brustkranke Frauen) 78 Betten.
f) Malchow (für brustkranke Frauen) 104 Betten.
g) Buch (für brustkranke Männer) 150 Betten.

Für den auf 2,50 M. festgesetzten täglichen Verpflegungssatz erhalten die Kranken Unterkunft, vollständige Verpflegung, ärztliche Behandlung und Wäsche, in den Anstalten d bis g auch Bekleidung. — Aufnahme finden die aus städtischen Krankenhäusern entlassenen schonungsbedürftigen Kranken. (Vgl. weiteres unten.) Bei Brustkranken findet eine Voruntersuchung statt, um ungeeignete Personen von der Aufnahme auszuschließen. — Zu Freistellen stehen zur Verfügung: Mittel aus dem städtischen Freistellenfonds (siehe S. 82), Albert Arons-Stiftung, August Emilie Schlösser-Stiftung. — Sonstige Unterstützungen können gewährt werden aus der Schenkung der Kaiserin (für Wöchnerinnen), Agnes Trappenberg- geb. Netzband-Stiftung, Wilhelm Meyer-Stiftung für Lungenleidende (siehe oben).

Erholungsstätten vom Roten Kreuz. Bureau: SW. 68, Friedrichstraße 207.

Für Männer: Jungfernheide und Johannistal ⎱ je für ca.
Für Frauen: Schönholz und Eichkamp ⎰ 200 Personen.
Für Kinder: Schönholz, Eichkamp und Sadowa

Die Erholungsstätten Jungfernheide, Pankow, Schönholz, Sadowa sind nur Mai—Oktober, Eichkamp und Johannistal das ganze Jahr geöffnet. — Verpflegungssatz für Erwachsene 55 (im Winter 70) Pf., für Kinder 50 Pf. (im Winter 60 Pf.) täglich. Zur Aufnahme ärztliches Attest erforderlich. Formulare dazu sowie die Spezialvorschriften im Bureau erhältlich.

Kinder-Erholungsheim, E. V., Gr.-Lichterfelde-West, Albrechtstraße 14A, Telephon Nr. 67.

Nimmt der Kräftigung bedürftige, aber nicht ansteckend kranke Kinder, sei es nach überstandener Krankheit, sei es zur Vorbeugung gegen eine solche, zum Pensionspreise von täglich 1,75 M. auf. Das Heim verfügt über 60 Betten und ist während des ganzen Jahres in Betrieb. Ein Arzt wohnt im Hause. Die Behandlung kann jedoch auf Wunsch dem behandelnden Arzte verbleiben. — Anmeldungen: im Heim selbst und in den Auskunfts- und Fürsorgestellen für Lungenkranke (siehe unten).

Kindererholungsheim der Stadt Schöneberg in Wyk-Boldixum auf der Insel Föhr.

Die Anstalt steht unter der Oberleitung des Stadtarztes von Schöneberg. Die eigentliche ärztliche Versorgung liegt in den Händen des Dr. Häberlin in Wyk. Die wirtschaftliche Leitung hat eine Oberschwester, der mehrere Schwestern und Kindergärtnerinnen unterstehen. Es ist Vorsorge getroffen, daß Kinder, die längere Zeit (6 Wochen ist üblich) in der Anstalt verbleiben müssen, einen geregelten Schulunterricht genießen können. Unterricht erfolgt nur mit Zustimmung des Arztes.

Verpflegungssatz: 2,50 M. pro Tag einschließlich Hin- und Rückfahrt. Die Anstalt kann 106 Kinder aufnehmen, außerdem eine Anzahl junger, nicht mehr schulpflichtiger Mädchen besser bemittelter Stände zu einem verhältnismäßig geringen Verpflegungssatz. Die Kosten für die Unterbringung der Kinder minder bemittelter Eltern trägt in der Hauptsache die Stadt. — Aufnahme finden Kinder von 5—14 Jahren. Ausgeschlossen sind Kinder mit offener, ansteckender Lungentuberkulose, Veitstanz, mit ansteckenden, ekelerregenden Krankheiten, geistig zurückgebliebene, nervöse Kinder.

Jüdisches Genesungsheim, Lehnitz bei Oranienburg.

Verwaltet vom Verein „Jüd. Genesungsheim". Bureau C. 2, Rosenstraße 2—4. — Zweck: Unentgeltliche Aufnahme und Verpflegung jüdischer in der Genesung befindlicher und sonst erholungsbedürftiger Frauen und Mädchen, in der Regel auf vier Wochen.

Wohlfahrtseinrichtungen. 67

14. Hospitäler, Siechenanstalten.

Städtische Hospitäler und Siechenanstalten. Anstalt A Fröbelstraße 17, B in der Palisadenstraße 37 und C in Buch.

Die Anstalt A ist bestimmt für männliche Hospitaliten, für männliche und weibliche Sieche und hat ein Pflegehaus für Ehepaare. Mit der Anstalt ist das Depot für aus Heilanstalten entlassene unheilbare Obdachlose beiderlei Geschlechts verbunden. Die Anstalt B ist für weibliche Hospitaliten bestimmt, das Hospital in Buch endlich dient zur Aufnahme armer, in Berlin ortsangehöriger, erwerbsunfähiger, unbescholtener Personen beiderlei Geschlechts und jeglichen Alters mit Ausnahme von Kindern. Auf ärztliche Anordnung werden an Kranke noch besondere Stärkungsmittel verabfolgt.

St. Elisabeth-Siechenhaus für Frauen, N. 58, Eberswalder Straße 17/18.

Dazu gehörend: Erholungshaus Elisabethruh und Fischerwall bei Dannenwalde a. d. Nordbahn.

Bettenzahl: 170.

Die Aufnahme geschieht nach Vereinbarung zwischen den Pfleglingen bzw. deren Vertretern und dem Vorsitzenden des Kuratoriums. Der monatlich im voraus zu zahlende Pflegesatz beträgt für a) I. Klasse: ein Zimmer allein 120 M.; b) II. Klasse: ein Zimmer allein 80 M., mit noch einer Person gemeinsam 65 M.; c) III. Klasse: ein Zimmer allein mit mehreren Pfleglingen gemeinsam 40 M. Die Aufnahme kann auch gegen einmalige Zahlung eines Kapitals erfolgen, über dessen Höhe in jedem einzelnen Falle zu verhandeln ist. Dem Aufnahme-Antrag ist ein ärztliches Attest über die Art des Leidens der Aufzunehmenden beizufügen. Wie Kost und Pflege, so wird, solange sich der Pflegling in der Anstalt befindet, auch die erforderliche ärztliche Behandlung inkl. Medizin, geleistet.

Vorsitzender des Kuratoriums: Dr. Conrad, Superintendent, Griebenowstr. 15.

Frauen-Siechenhaus Bethesda, Plötzensee, Südufer.

Zweck: Sieche weiblichen Geschlechts zu verpflegen. Angehörige der Stadt Berlin haben den Vorzug vor Auswärtigen.

Die Aufnahme erfolgt ohne Unterschied des religiösen Bekenntnisses, doch sind alle Aufgenommenen der Hausordnung unterworfen. Der Antrag um Aufnahme ist wenn möglich mündlich, anderen Falles schriftlich, an das Mitglied des Verwaltungsausschusses, welchem die Prüfung der Anträge übertragen ist, zu richten. Dem Antrage ist Taufschein und ein ärztliches Attest über die Art des Leidens der Aufzunehmenden beizufügen, in dem ausdrücklich bescheinigt sein muß, daß die betreffende Kranke nicht an Epilepsie, Geisteskrankheit, Syphilis oder an einer ansteckenden Krankheit leidet. Das Porto für die Antwort ist beizufügen. Der monatlich im voraus zu zahlende Pflegesatz beträgt bei Siechen a) welche mit drei anderen ein geräumiges Zimmer bewohnen (Pfleglingen) 42 M.; b) bei Pensionärinnen, d. h. solchen Siechen, welche zu zwei oder allein ein Zimmer bewohnen und besseren Tisch erhalten — je nach Lage und Größe des Zimmers — 60—120 M. Das Pflegegeld ist portofrei (einschließlich 5 Pf. Bestellgeld) an die vorstehende Schwester einzuschicken. Die Aufnahme kann auf Antrag auch gegen einmalige Zahlung eines Kapitals erfolgen, über dessen Höhe in jedem einzelnen Fall zu verhandeln ist. Die Aufgenommenen erhalten für das Pflegegeld Verpflegung in allen Lebensbedürfnissen (ausgenommen Wein), auch die erforderliche ärztliche Behandlung und Medizin. Zur Zahlung des Pflegegeldes müssen diejenigen, welche sie übernehmen, sich der Anstalt schriftlich verpflichten. Das Pflegegeld ist für den Monat, in welchem eine Sieche stirbt oder die Anstalt verläßt, voll zu entrichten. — Wird dem Antrag um Aufnahme stattgegeben, so wird die betreffende Sieche entweder aufgefordert, innerhalb einer bestimmten Frist einzutreten, oder sie wird benachrichtigt, daß sie in die Exspektanten-Liste eingetragen sei und ihrer Zeit einberufen werden solle. Da des großen Zudranges wegen viele Sieche längere Zeit auf ihre Einberufung warten müssen, wird denen, welche in die Exspektanten-Liste eingetragen sind, zur Pflicht gemacht, solange ihre Einberufung nicht erfolgt, von 2 zu 2 Monaten anzuzeigen, daß sie auf dieselbe noch reflektieren, andernfalls bei später eintretenden Vakanzen darauf keine Rücksicht mehr genommen wird. Eine Verpflichtung zur Aufnahme wird durch die Eintragung in die Exspektanten-Liste von der Anstalt nicht übernommen; auch bleibt es sowohl der Anstalt wie den Aufgenommenen vorbehalten, jederzeit das bestehende Verhältnis wieder zu lösen.

Verwaltungsausschuß: z. Z. Oberst Frhr. von Bodelschwingh, Charlottenburg, Grolmanstr. 4/5.

Männer-Siechenhaus, N. 58, Schönhauser Allee 59.

Französisches Hospital, Berlin N. 24, Friedrichstraße 129

Das Hospital der Französischen Kirche ist Anstalt für alte Leute mit je einer Krankenabteilung für Männer und für Frauen, sowie Siechenstube. Vereinzelt werden aus der Gemeinde Kranke aufgenommen.

Hospital der jüdischen Gemeinde, Oranienburger Straße 31.

Unentgeltliche Aufnahme von jüdischen Siechen beiderlei Geschlechts, die selbst oder deren Eltern mindestens seit sieben aufeinanderfolgenden Jahren Mitglieder der jüdischen Gemeinde sind.

Die Anstalt bezweckt, dürftigen, durch ihr körperliches Befinden dauernd erwerbsunfähigen Personen vollständig freien Unterhalt zu gewähren. Ausgeschlossen von der Aufnahme sind in der Regel Geisteskranke, Epileptische und an ansteckenden Krankheiten leidende Personen.

Die Hospitaliten erhalten freie Wohnung, Verpflegung und Heilmittel. Die Nachsuchung anderweitiger Unterstützungen ist ihnen untersagt. Die Aufnahme von Hospitaliten, für deren Erhaltung im Hospital ganz oder teilweise Zahlung geleistet wird, ist beim Vorhandensein der sonstigen statutarischen Bestimmungen zulässig. Die gegen Entgelt aufgenommenen Hospitaliten haben dieselben Rechte und Pflichten, wie die übrigen. Hat sich jedoch jemand in das Hospital eingekauft, so steht dem letzteren kein Erbrecht auf seinen Nachlaß zu. Über die Höhe des Entgelts entscheidet der Gemeinde-Vorstand auf Vorschlag des Anstalts-Vorstandes. Eine Zurückforderung des gezahlten Entgelts ist nur zulässig, wenn die Entlassung des Hospitaliten wider dessen Willen erfolgt, und auch in diesem Falle nur nach Abzug der Kosten, die der Anstalt durch den Hospitaliten entstanden sind.

Aufnahmegesuche an den Vorstand der jüdischen Gemeinde, Berlin N. 24, Oranienburgerstr. 31.

III. Armenkrankenpflege.

Offene Armenkrankenpflege.

Die offene Armenkrankenpflege wird von besoldeten Armenärzten ausgeübt. Zur Ausübung der niederen chirurgischen Geschäfte können sich die Armenärzte der jedem Bezirke zugeteilten Heilgehilfen und Hebammen bedienen. Außerdem wirken unentgeltlich die verschiedenen Kliniken und Spezialisten.

Vorstand des Vereins Berliner Armenärzte: San.-Rat

Dr. Paasch, Wilhelmstraße 22, Geh. San.-Rat Dr. Maretzki, Lützowstr. 71, San.-Rat Dr. Thoncke, Greifswalder Straße 26/27.

Geschlossene Armenkrankenpflege.

Die Kur- und Verpflegungssätze, die der hiesige Armenverband denjenigen Krankenhäusern, in denen Kranke für Rechnung der Stadtgemeinde verpflegt werden, für körperlich Kranke zu zahlen verpflichtet ist, sind hinsichtlich der Kinder im Paul Gerhardt-Stift und Elisabeth-Krankenhause auf 2,50 M. erhöht worden. Sie betragen für Erwachsene für den Tag überall 2,50 M.; für Kinder in der Charité, im Diakonissenhaus Bethanien, im Lazarus-, Augusta-, Paul Gerhardt- und Elisabeth-Krankenhause ebenfalls 2,50 M., in den übrigen Krankenanstalten für Kinder bis zum 12., bzw. 14. Lebensjahre 2 M. Für Geisteskranke, die der hiesigen Kommune angehören, sind der Charité 3 M. und für solche Geisteskranke, die kein juristisches Domizil in Berlin haben, 4 M. für den Tag zu vergüten; für die heilbaren hier ortsangehörigen armen Geisteskranken hat die Charité auf eigene Kosten zu sorgen. Außerdem hat die Charité der hiesigen Kommune 100 000 freie Verpflegungstage zu gewähren.

Nichtstädtische Anstalten für sieche und sonstige hilfsbedürftige Personen, für die von der Armendirektion vertragsmäßig Verpflegungsbeiträge gezahlt werden: Männersiechenhaus, Berlin; Johannitersiechenhaus, Groß-Lichterfelde; St. Elisabeth-Siechenhaus, Berlin; Siechenhaus Bethesda, Plötzensee; St. Hedwigs-Hospital, Berlin; Hospital der jüdischen Gemeinde, Berlin; Domhospital, Berlin; Oberlinhaus, Pflegeheim für verkrüppelte Kinder, Nowawes; Evangel. Johannesstift, Erziehungsanstalt, Plötzensee.

Unterbringung armer Kranker in Heimstätten, Heilstätten, Erholungsstätten und ähnlichen Anstalten.

Außer den hier S. 53 und 65 genannten kommen noch in Betracht: Kinderheilstätte Borgsdorf, Kinderheim Heinrichshaus zu Noeschenrode, Luisenheim in Salzwedel, Lenzheim in Schreiberhau, Johanniterkrankenhaus zu Oeynhausen (für Erwachsene), Johanniterkrankenhaus zu Polzin (auch für Kinder), Trinkerheilstätte „Waldfrieden", Burg Daber bei Wittstock.

Für diese gelten nach den Beschlüssen des Kuratoriums die folgenden Bestimmungen, und zwar für die Heimstätten für Genesende: Zur Aufnahme gelangen erstens solche Personen, die nach einer überstandenen Krankheit noch der Schonung und Pflege bedürfen und diese in ihrer Häuslichkeit nicht finden können, zweitens Wöchnerinnen mit ihren Kindern. Ausgeschlossen sind: Epileptische, Schwindsüchtige, Syphilitische und Alkoholiker.

Für die **Heimstätten für Brustkranke**: Zur Aufnahme gelangen solche Tuberkulöse, bei denen der Krankheitsprozeß zu einem gewissen Stillstande gekommen und Fieber nicht vorhanden ist, und die die Herstellung einer Erwerbsfähigkeit erwarten lassen. Ausgeschlossen sind: Epileptische, Syphilitische, Alkoholiker und Schwerkranke.

Die Armendirektion steht mit diesen Einrichtungen in Verbindung und überweist ihnen Kranke und Genesende nach Maßgabe der mit ihnen getroffenen Vereinbarungen.

Wer kann überwiesen werden?

Es können, abgesehen von Säuglingen, Bedürftige jeden Alters und Geschlechts überwiesen werden. Bei der Übernahme ist zu unterscheiden zwischen den Fällen, in denen eine Überweisung notwendig oder nur wünschenswert ist.

Als **notwendig** ist die Aufnahme zu bezeichnen: wenn entweder durch die Aufnahme der Ausbruch einer zu befürchtenden Krankheit verhütet werden soll oder, wenn der Aufenthalt in einer Heim- oder Erholungsstätte zur völligen Wiedererlangung der Gesundheit oder der Erwerbsfähigkeit erforderlich ist, und zwar in allen Fällen unter der Voraussetzung, daß die Kur in einer Heim- oder Erholungsstätte nach dem Ausspruch des zuständigen Arztes das einzige, einen wesentlichen Heilerfolg versprechende und deshalb allein zweckmäßige Kurmittel ist.

Als **wünschenswert** ist die Aufnahme zu bezeichnen, wenn der Gesundheitszustand des Bedürftigen zwar keine unmittelbare Gefahr der Erkrankung bietet, jedoch die körperliche Beschaffenheit, der Ernährungszustand, der Mangel häuslicher Pflege usw. erwarten lassen, daß der Aufenthalt in einer Heim- oder Erholungsstätte eine wesentliche Kräftigung des gesamten Organismus zur Folge haben werde.

Die Kosten des Aufenthalts für Fälle, in denen die Aufnahme als **notwendig** anerkannt ist, werden, im Einklang mit den neueren Entscheidungen des Bundesamts für das Heimatwesen, als Kosten der öffentlichen Armenpflege aus Etatsmitteln bestritten. In allen Fällen, in denen die Aufnahme nur als **wünschenswert** bezeichnet ist, handelt es sich um eine Wohltat, deren Kosten nur aus stiftungsmäßigen Mitteln, d. h. bei der Armendirektion aus den sogenannten Wohltätigkeitsfonds bestritten werden dürfen. Um jedoch die mit dem Empfang von Armenunterstützung verbundenen Nachteile denjenigen Personen zu ersparen, die öffentliche Armenunterstützung noch nicht empfangen haben, und deren Unterstützung sich lediglich auf die Fürsorge in Heim- oder Heilstätten für sie oder ihre Familienangehörigen beschränkt, soll es zulässig sein, auch in Fällen der notwendigen Aufnahme derartige Kosten auf die Wohltätigkeitsfonds nach Maßgabe der vorstehenden Mittel zu übernehmen. Unbedingte Voraussetzung hierfür bildet der Besitz des Unterstützungswohnsitzes in Berlin. Bei Personen, die außerhalb Berlins den Unterstützungswohnsitz besitzen, wird durch Rückfrage bei dem verpflichteten Armenverband festgestellt, ob er zur Übernahme der Kosten bereit ist, unbeschadet des Eintretens der öffentlichen Armenpflege ohne Rückfrage in denjenigen Fällen, die im gesetzlichen Sinne als notwendig zu bezeichnen sind.

Wer wirkt bei der Übernahme mit?

a) **Die Armenkommission.** In der Regel setzt die Gewährung jeder Art von Unterstützung ein Gesuch des Bedürftigen. voraus, für dessen Einbringung die allgemeinen Grundsätze gelten. Es wird hierbei § 25 der Geschäftsanweisung in Erinnerung gebracht, wonach dem Hilfesuchenden kein schriftliches Gesuch abgefordert werden, sondern der Vorsteher das mündliche Gesuch entgegennehmen und dann das Erforderliche wegen Prüfung der Verhältnisse und Herbeiführung der Untersuchung durch den Armenarzt veranlassen soll. Zur Prüfung und Berichterstattung dienen besondere Formulare, die, soweit sie nicht ständig im Besitz der Armenkommissionen sich befinden, mit den einzelnen Gesuchen an sie gelangen. Da es sich regelmäßig bei den hier in Frage stehenden Fällen um Personen handelt, deren Aufnahme hauptsächlich wegen der häuslichen Verhältnisse gewünscht wird, so ist der Prüfung und Darstellung dieser Verhältnisse ganz besondere Aufmerksamkeit zu widmen. Es ist gleichzeitig auch die Frage zu prüfen, ob und inwieweit der Antragsteller in der Lage sei, zu den Kosten der Heilstättenpflege beizutragen.

b) **Der Armenarzt.** Das Gutachten des Armenarztes muß ganz genau den Charakter der Krankheit den Zustand der Pflege- oder Erholungsbedürftigkeit erkennen lassen und angeben, aus welchem Grunde die Aufnahme als notwendig oder als wünschenswert zu erachten ist. Das Gutachten muß so abgefaßt sein, daß es der Entscheidung der ärztlichen Sachverständigen der Armendirektion zur ausreichenden Grundlage dienen kann; insbesondere hat es sich auch darüber auszulassen, ob überhaupt eine Aussicht auf Heilerfolg vorhanden ist.

c) **Die Armendirektion.** Die Genehmigung aller Anträge erfolgt durch die Armendirektion.

Wie lange kann die Kur fortgesetzt und wie oft kann sie wiederholt werden?

Die Aufnahme in die städtischen Heimstätten erfolgt in der Regel von vornherein auf längere Zeit; sofern Verlängerung als notwendig erachtet wird, geht ein hierauf gerichteter Antrag von der Heimstättenverwaltung aus. In allen anderen Fällen ist darauf zu achten, daß schon bei der ersten Prüfung für die Entsendung in die Heilstätten eine sorgfältige und strenge Auswahl unter den Patienten stattfinde, und daß tunlichst bei der ersten Formulierung des Antrages auf Heilstättenpflege ein Urteil über die voraussichtliche Dauer der Heilbehandlung gegeben werde, insbesondere auch, wenn, wie bei Skrofulose und Rhachitis, von vornherein auf einen Heilerfolg nur bei längerem Aufenthalt in einer Heilstätte gerechnet werden kann.

Die Pflege- und Heilanstalten werden angehalten werden, alle Gesuche um Kurverlängerungen so rechtzeitig bei der Armendirektion einzureichen, daß darüber vor Ablauf der bisher bewilligten Kur ordnungsmäßig befunden werden kann; diesen Anträgen auf Kurverlängerung haben die betreffenden Pflege- und Heilanstalten einen ärztlichen Bericht über den bisherigen Verlauf der Krankheit und über die Heilbehandlung nach besonderem Formular beizufügen. Über die beantragte Kurverlängerung ist alsdann zunächst der Armenarzt zu hören, der den Patienten vor Entsendung in die Heilstätte untersucht hat. Er hat in denjenigen Fällen, in denen der Patient leicht erreichbar ist — was regelmäßig bei den Walderholungsstätten anzunehmen ist —, eine erneute Untersuchung vorzunehmen. Zu diesem Zwecke hat sich der Patient ihm vorzustellen. Falls es sich um ein Kind handelt, haben die Angehörigen für die Vorstellung Sorge zu tragen. Die Entscheidung über das Kurverlängerungsgesuch erfolgt in der Armendirektion durch den ärztlichen Dezernenten, den Kreisvorsteher und den Vorsitzenden, und zwar auf Grund der ärztlichen Berichte der Heilstätte und des Armenarztes. In denjenigen Fällen, in denen der Aufenthalt die Dauer von 13 Wochen überschreiten soll, ist eine Entscheidung der ärztlichen Kommission erforderlich. Es bleibt dem ärztlichen Dezernenten resp. der ärztlichen Kommission überlassen, in geeigneten Fällen das Gutachten eines Spezialisten einzufordern.

Die Armendirektion behält sich vor, die von ihr belegten Anstalten einer ihr geeignet scheinenden Revision zu unterziehen, insbesondere auch Vertrauensärzte zur Feststellung des Gesundheitszustandes der Patienten zu entsenden.

Nach Beendigung des Aufenthaltes haben die Heil- und Pflegeanstalten von der Entlassung der Patienten unter Übersendung eines nach bestimmtem Formular zu entwerfenden Berichtes der Armendirektion Anzeige zu machen. Dieser Bericht geht an den Armenarzt, der verpflichtet ist, den Patienten weiter zu beobachten und zu behandeln und mit der Armenkommission wegen etwa notwendiger pflegerischer Behandlung in Verbindung zu treten. Die Beobachtung soll namentlich auch die Grundlage bilden für die Frage einer Wiederholung der Kur. Im übrigen müssen Anträge auf Wiederholung von Heilstättenkuren von der Armenkommission und dem Armenarzt mit besonderer Vorsicht behandelt werden.

Für Kinder stehen der Armendirektion zur Verfügung:

Die vom Volksheilstättenverein vom Roten Kreuz eingerichteten Kindererholungsstätten Schönholz und Sadowa (siehe oben).

(In den Kindererholungsstätten, die tagsüber von 8 Uhr morgens bis 7 Uhr abends offen stehen, erhalten die Kinder Frühstück, Mittagessen und Abendbrot, sowie Milch und werden durch eine Krankenschwester und Kindergärtnerinnen beschäftigt und beaufsichtigt. Die Kosten beliefen sich auf 50 Pf. täglich für jedes Kind. Die Armendirektion übernimmt diese Kosten sowie die Kosten des Fahrabonnements für die Kinder.)

Für lungenleidende Kinder: „Viktoria Luise Kinderheilstätte" zu Hohenlychen i. Uckermark (siehe oben), Seehospiz „Kaiserin Friedrich" zu Norderney, Kurhospital „Siloah" zu Kolberg, die Lungenheilstätte Belzig, das Dr. Roßsche Kinderheim zu Sylt, Heilstätte „Charlottenhall" zu Salzungen und Kinderheilstätte Dyrotz.

IV. Vereinigungen, Komitees usw. zur Bekämpfung einzelner Krankheiten.

Deutsches Zentralkomitee zur Bekämpfung der Tuberkulose.

Geschäftsstelle: Berlin W. 9, Königin Augusta-Straße 11.

Auskunft- und Fürsorgestellen für Lungen- und Krebskranke in Berlin und Vororten.

Verwaltung: Kgl. Charité, NW. 6, Schumannstraße 21.

Wohlfahrtseinrichtungen. 75

In den Auskunfts- und Fürsorgestellen werden Lungenkranke unentgeltlich untersucht, über die zur Bekämpfung der Tuberkulose erforderlichen Maßnahmen unterrichtet und je nach den Umständen in Fürsorge genommen.

Wer in ärztlicher Behandlung steht, hat zur Erlangung der Untersuchung einen Überweisungsschein eines Arztes mitzubringen. Eine Behandlung findet in den Auskunfts- und Fürsorgestellen nicht statt.

Die Auskunfts- und Fürsorgestellen befinden sich:

A) in Berlin:
1. für Berlin C., NW., W. und die entsprechenden Vororte Kgl. Charité, Schumannstraße 21, Montags und Freitags von 4 bis 6 Uhr nachmittags;
2. für Berlin SW., S., SO. und die entsprechenden Vororte Neuenburger Straße 23 (nahe Alexandrinenstraße), Mittwochs und Sonnabends von 4 bis 6 Uhr nachmittags;
3. für Berlin O. Pallisadenstraße 25 (nahe Strausberger Straße) Dienstags von 4 bis 6 Uhr nachmittags und Donnerstags von 10 bis 12 Uhr vormittags;
4. für Berlin NO. und die Vororte im O. und NO. Pallisadenstraße 25 (nahe Strausberger Straße) Dienstags von 10 bis 12 Uhr vormittags und Donnerstags von 4 bis 6 Uhr nachmittags;
5. für Berlin N. und die entsprechenden Vororte Luisenstraße 8, 1 Treppe, Montags und Freitags von 4 bis 6 Uhr.

B) in Boxhagen-Rummelsburg, Rathaus, am 1. und 3. Freitag im Monat für Boxhagen, am 2. und 4. Freitag für Rummelsburg um 1 Uhr mittags.

C) in Charlottenburg, Berliner Straße 137, von 10 bis 1 Uhr. Montags und Donnerstags für Männer, Dienstags und Freitags für Frauen, Mittwochs und Sonnabends für Kinder.

D) in Pankow, Hadlichstraße 2, Sprechstunde wochentäglich von 1 bis 2 Uhr, ärztliche Untersuchung Dienstags nachmittags von 4 bis 5 Uhr.

E) in Rixdorf, Richardstraße 118, Quergebäude 1 Treppe, Dienstags und Freitags von 2 bis 4 Uhr nachmittags.

F) in Schöneberg, Belzigerstr. 46/47, von 1 bis 3 Uhr. Dienstags und Freitags für Frauen, Mittwochs für Männer und Donnerstags für Kinder.

G) in Weißensee, Pistoriusstraße 24, Eingang III, Zimmer 7 und 8, Mittwochs von 6 bis 8 Uhr, Sonnabends von 4 bis 5 Uhr nachmittags.

H) in Wilmersdorf, Wilhelmsaue 21, Donnerstags von 12 bis 2 Uhr für Frauen und Kinder, Sonnabends von 10 bis 11 Uhr für Männer.

Fürsorgestellen für Krebsverdächtige.
a) Medizinische Poliklinik der Kgl. Charité, Schumannstr. 21, Sprechstunde: Montags und Freitags von 3 bis 4 Uhr; b) in der Pallisadenstraße 25, Donnerstag von 3 bis 4 Uhr. Eventuelle Fürsorge kann nur in Berlin geübt werden.

[**Fürsorgestellen für Alkoholiker** in den gleichen Räumen wie die Fürsorgestellen für Lungenkranke. — Die städtische Fürsorgestelle für Alkoholkranke zu Charlottenburg. Sprechstunden, in denen ein psychiatrisch vorgebildeter Arzt über die Alkoholfrage unentgeltlich Auskunft erteilen und die Alkoholkranken selbst ärztlich beraten wird, jeden Dienstag von 6—8 Uhr. Die Schwestern der Fürsorgestelle für die Lungenkranken dehnen ihre Hausbesuche auch auf die Alkoholkranken aus. Außerdem werden in den Sprechstunden regelmäßig ein Vertreter des Guttemplerordens und die Oberschwester der Lungenkrankenfürsorge vom Roten Kreuz anwesend sein, welche letztere auch außerhalb der Sprechstunden täglich eine Stunde (von 8½ bis 9½ Uhr) in der städtischen Fürsorgestelle für Lungenkranke im Cecilienhause, Berliner Str. 137, für Alkoholkranke und deren Angehörige zu sprechen sein wird. Die Fürsorgestelle wird ferner alle Anträge auf Heilstättenbehandlung vorprüfen und in unheilbaren Fällen die Anträge auf Entmündigung vorbereiten.]

Kommission zur Bekämpfung des Lupus.
Bureau: Berlin W. 9, Königin Augustastraße 11.
Aufgaben: Errichtung von Lupusheilanstalten zu fördern; Anschaffung von Lichtheilapparaten durch Gewährung von Beihilfen zu erleichtern; die Bereitstellung von Unterkunftsräumen für Lupuskranke in der Nähe der Heilanstalten zu fördern; unentgeltliche Behandlung und sonstige Unterstützung bedürftiger Lupuskranker zu übernehmen, soweit nicht Dritte zu Beiträgen hierfür verpflichtet oder bereit sind; Methoden der Behandlung und Pflege von Lupuskranken möglichst auszubauen.

Verein zur Bekämpfung der Tuberkulose in Schöneberg, Schöneberg, Ebersstr. 2 II.

Berliner Zentralverband zur Bekämpfung des Alkoholismus.
Geschäftsstelle: Friedenau, Rubensstr. 37. Tel.-Amt: Steglitz 638.

Wohlfahrtseinrichtungen. 77

Deutsche Gesellschaft zur Bekämpfung der Geschlechtskrankheiten.
Geschäftsstelle: S. 14, Inselstraße 13a.
Deutsches Zentralkomitee für Krebsforschung.
Generalsekretär: W. 10, Bendlerstraße 13.
Deutsche Vereinigung für Krüppelfürsorge.
Geschäftsstelle: S. 59, Fontane-Promenade 10.
Deutsches Zentralkomitee für Zahnpflege in den Schulen.
Generalsekretär: Zahnarzt Dr. Erich Schmidt, W., Potsdamerstr. 133. Tel. VI 1414.
Lokalkomitee Groß-Berlin.
Generalsekretär: Stadtverordneter Zahnarzt Dr. Ritter, Königgrätzer Straße 94.

Zweck: Verhütung und Bekämpfung der Zahnverderbnis, sowie die Hebung der Zahnpflege in allen Kreisen von Groß-Berlin, insbesondere durch: öffentliche Vorträge über Zahnpflege; Verbreitung allgemein verständlicher Schriften über Zahnpflege; Einführung von Belehrung über Zahnpflege in den Unterricht aller Schulgattungen; Förderung der Bestrebungen zur Einführung einer geordneten Zahnpflege in der Bevölkerung; Begründung von Einrichtungen für Zahnpflege in den Schulen; Einwirkung auf die kommunalen Körperschaften zur Förderung der satzungsmäßigen Zwecke.

Gesellschaft zur Bekämpfung der Säuglingssterblichkeit, W. 57, Frobenstraße 26.

V. Krankenküchen.

Krankenküche, Berlin C. 2, Brüderstr. 10.

Aufgaben des Vereins: Kranken und Genesenden, die nicht in der Lage sind, im eigenen Haushalt entsprechende Fürsorge zu treffen, nach ärztlicher Anweisung gesunde und passende Nahrung zu verabreichen. Die Verabreichung erfolgt, soweit die Verhältnisse des Empfängers es notwendig oder dringend erwünscht machen und die Mittel des Vereins es gestatten, gegen ein geringes Entgelt, oder auch ganz unentgeltlich, im übrigen gegen eine angemessene, die Selbstkosten der Herstellung nicht überschreitende Vergütung. — Mit der Krankenküche steht in Verbindung die Adolph vom Rath-Stiftung für Tuberkulose. Kapital ½ Million Mark. Durch die Stiftung werden nur solche tuberkulöse Familien gespeist, die ihre Wohnung in hygienischem Zustande erhalten und die Maßnahmen der Tuberkulose-Verhütung mit Sorgfalt durchführen. Anträge auf unentgeltliche Bewilligung von Kost sind zu richten an die Vorsitzende, Frau vom Rath, Brüderstr. 10, oder an den Schriftführer, Prof. Kayserling, Berlin W. 10, von der Heydtstr. 4. (Vgl. unten 81.)

Krankenküche des Vaterländischen Frauen-Vereins Charlottenburg, Charlottenburg, Cecilienhaus, Berliner Straße 137.

Bewerbungen um Unterstützungen müssen möglichst durch Vertrauenspersonen eingebracht werden.

VI. Krankenpflege.

Zentral-Krankenpflege-Nachweis für Berlin und Umgebung.

Geschäftsstelle: W., Steglitzer Straße 57. Telephon: VI, 2849.

Preise: Bei vollbezahlten Krankenpflegen wird durchschnittlich in Berlin ein täglicher Pflegesatz von 5 M. berechnet, wobei es gleich ist, ob es sich nur um Tag- oder um Nachtpflegen oder um Tag- und Nachtpflegen handelt. Der Preis schwankt etwas nach oben, wenn es sich um besonders wohlhabende Leute oder um besonders schwere Pflegen handelt. Männliche Pflegepersonen berechnen im allgemeinen etwas höher als weibliche, doch ist auch für sie obiger Preis als normal und zureichend anzusehen. Die höchsten Sätze betragen bei weiblichen Personen 8 M., bei männlichen 10 M. Die Honorarfestsetzung geschieht im allgemeinen nicht durch den Zentral-Krankenpflege-Nachweis, sondern ist der (zweckmäßig am Tage des Pflegeantritts erfolgenden) freien Vereinbarung zwischen Familie und Pflegeperson überlassen, doch gibt der Zentral-Krankenpflege-Nachweis auf Anfragen des Publikums als Anhalt nicht bindende Informationen, die sich mit obigem decken. Bei offensichtlichen Überforderungen der Pflegepersonen schreitet der Zentral-Krankenpflege-Nachweis disziplinarisch ein. Eine Einziehung oder Beitreibung von Pflegehonorar erfolgt nicht durch den Zentral-Krankenpflege-Nachweis; er beschränkt sich vielmehr auf den Nachweis von gutem Personal. — Bei Wochenpflegen werden die gleichen Preise gezahlt wie bei Krankenpflegen. Bei auswärtigen Pflegen erhöht sich das tägliche Honorar um ca. 1 M. Die Reisekosten werden vergütet.

Der Zentral-Krankenpflege-Nachweis erledigt jede an ihn herantretende Nachsuchung ohne Rücksicht auf die Höhe der Bezahlung; doch muß gleich bei der Nachsuchung angegeben werden, wenn eine ermäßigte Pflege gewünscht wird, damit nachher keine Differenzen entstehen und der Pflegeperson von vornherein der hier zu fordernde Preis gesagt werden kann. Durch Vereinbarung mit den dem Institut angeschlossenen Vereinen und Einzelpersonen ist Vorsorge getroffen, daß auch für ermäßigte Pflegen jederzeit gutes Personal zur Verfügung steht. Es werden auf Wunsch demnach auch übernommen Pflegen zu 4, 3 M. täglich. Kann gar nichts gezahlt werden, so entsendet der Zentral-Krankenpflege-Nachweis gleichfalls gute Pflegepersonen (Armenpflegen) und zahlt der Pflegeperson freiwillig aus seiner Kasse 2,50 bis 3 M. pro Tag. Können die Leute nur 1 M. pro Tag zahlen, so legt er den Pflegepersonen 1,50 bis 2 M. zu. Bei unentgeltlicher Armenpflege wird zunächst eine Pflegeperson auf 7 Tage gestellt, bei erneuter Nachsuchung auf weitere 7 Tage. Handelt es sich um keine eigentliche Krankenpflege, sondern um Aufrechterhaltung des Hausstandes usw., so weist der Zentral-Kranken-Nachweis den Fall der „Hauspflege" (siehe S. 88) zu. Bei Dauerpflegen mit monatlichem Engagement werden gezahlt: monatlich von 25 M., 60 M., 80 M. bis zu 100 M. für weibliche, 150 M. für männliche Personen.

VII. Stiftungen für Kranke im allgemeinen.

Die mit * versehenen Stiftungen ressortieren zur Stiftungsdeputation des Berliner Magistrats, Berlin C. 2, Rathaus.

*Sophie Bahn-Stiftung. Kapital: 103 500 M., Zinsen 4463 M. Unterstützungen von 250 M. bis 300 M. an kranke Näherinnen und Handarbeiterinnen. — Verwaltung: Besonderes Kuratorium.

Becher-Stiftung. Kapital: 55000 M. Hilfsbedürftige Krankenschwestern und geprüfte Lehrerinnen, die noch ihren Beruf ausüben, sollen Mittel zur Erholung und Unterstützung in Krankheitsfällen haben. — Verwaltung: Provinzialverein Berlin des Vaterländischen Frauenvereins, SW. 11, Dessauerstraße 14. Tel.-Amt VI 9190.

*Bergemann geb. Bluth-Legat. Kapital: 74 400 M., Zinsen: 2739 M. Zur Unterstützung unheilbar kranker Frauen und Mädchen.

*Bethge-Stiftung. Kapital: 86 200 M., Zinsen: 3620 M. Kränkliche Beamtentöchter jährlich 300 M.

*Blumesches Vermächtnis. Kapital: 150 000 M. Die eine Hälfte für Krankenzwecke. Die Stiftung ist noch nicht ins Leben getreten.

80 Wohlfahrtseinrichtungen.

Fanny D. Cohn-Stiftung. Kapital: 65 000 M. Für skrofulöse Kinder. — Verwaltung: Armen-Kommission der jüdischen Gemeinde, Rosenstraße 2—4.

*****Antonie, Hermann Fricke-Stiftung.** Kapital: 181 800 M., Zinsen: 6363 M. Unterstützung kranker, hilfloser Menschen in Gewährung einmaliger wie laufender Unterstützungen.

Julie Friedheim-Stiftung. Kapital: 63 900 M., Zinsen: 2396,24 M. Für Kranke. — Verwaltung: Armen-Kommission der jüdischen Gemeinde, Rosenstraße 2—4.

*****Geschenk-Fonds König Friedrich II.** Kapital: 55 200 M., Zinsen 1932 M. Kranke Arme, besonders invalide Soldaten.

*****Hauck-Welczecksches Legat.** Kapital: 3400 M., Zinsen: 122 M. Kranke Hebammen.

*****Heine-Dürfeld-Stiftung.** Kapital: 125000 M., Zinsen: 3750 M. Unterstützung kranker Männer und Frauen, die mehr als 20 Jahre in Berlin wohnhaft und auf industriellem oder gewerblichem Gebiet tätig sind.

M. S. Jacob-Stiftung. Kapital: 11 525 M., Zinsen: 403 M. 12. März für Kranke und altersschwache Juden. — Verwaltung: Armen-Kommission der jüdischen Gemeinde, Rosenstraße 2—4.

Kaiser Wilhelm- und Augusta-Stiftung, Altersversorgungsanstalt, N., Schulstraße 97/98. Ärztlicher Beistand, freie Arznei für Einwohner (Männer und Frauen), die mindestens 5 Jahre vor der Aufnahme in Berlin gewohnt haben. — Kuratorium: C. 2, Poststraße 16.

*****Rudolf Knebel-Stiftung.** Kapital: 200 000 M. Zweck: Unterstützung unbemittelter kranker erwachsener Personen, vornehmlich zur Aufnahme in ein Krankenhaus und zur Unterstützung bis zur Wiederaufnahme der Erwerbstätigkeit.

*****Dr. Friedrich Wilhelm Kube-Stiftung,** N., Müllerstraße 15. Kapital: 751 000 M., Zinsen 37 000 M. Freie ärztliche Behandlung und Arznei und monatlich 60 M. barer Zuschuß für Lehrer, Lehrerwitwen und Lehrerinnen, die wenigstens 10 Jahre an einer Schule unterrichtet und die letzten zwei Jahre vor der Aufnahme in Berlin gewohnt haben.

Naumann-Lachmann-Stiftung. Kapital: 90 000 M. Unterstützung Kranker. — Verwaltung: Justizrat Dr. E. Lachmann, Berlin W. 10, Bendlerstraße 9.

C. A. Leo und Frau geb. Kohtz-Stiftung. 600 M. p. a. stehen zur Verteilung. — Verteilung: 15. Februar und 15 August an kranke, altersschwache usw. Juden. — Verwaltung: Armen-Kommission der jüdischen Gemeinde, Rosenstraße 2—4.

*Löwe-Calbe-Stiftung. Kapital: 188 000 M., Zinsen: 8678 M. Fürsorge für von Krankheiten genesende oder genesene Arbeiter beiderlei Geschlechts. — Verwaltung: durch ein besonderes Kuratorium.

Dr. Bertha Loewenberg geb. Wollenberg-Stiftung. Kapital: 2000 M., Zinsen 75 M. — Verteilung: am 8. April an eine chronisch Kranke von 20—30 Jahren. — Verwaltung: Armen-Kommission der jüdischen Gemeinde, Rosenstraße 2—4.

Magnus Levy-Stiftung. Kapital: 3100 M., Gesamtsumme jährlich: 108,50 M. Für zehn arme oder kranke Juden. — Verwaltung: Armen-Kommission der jüdischen Gemeinde, Rosenstraße 2—4.

Justizrat Sigmund Meyer-Stiftung. 2500 M. Für bedürftige Zöglinge der Gemeinde-Schule als Beihilfe zu Gesundheitszwecken. — Verwaltung: Vorstand der jüdischen Gemeinde.

M. Pollack-Stiftung. Kapital: 5400 M., Zinsen 186,88 M. — Verteilung: 14. März an Kranke. — Verwaltung: Armen-Kommission der jüdischen Gemeinde, Rosenstraße 2—4.

Adolf vom Rath-Stiftung. Kapital: 500 000 M. — Zweck: Errichtung einer Krankenküche für Tuberkulose. — Mahlzeiten: für Erwachsene 50 Pf., für Kinder 25 Pf. Die Mahlzeiten werden auf Grund ärztlicher Zeugnisse per Automobil ins Haus gebracht. — Gesuche an die Stiftung: C. 2, Brüderstraße 10 mit ärztlichem Attest. (Vgl. auch S. 77.)

*Richter-Stiftung. Kapital: 5000 M. Hälfte für Ferienkolonien, Hälfte für kranke Dienstboten. Die Stiftung ist noch nicht ins Leben getreten.

*v. Ritzenberg-Stiftung. Kapital: 410 500 M., Zinsen: 16 812 M. Unterstützungen an Kranke, Renten à 600 M. und 300 M. jährlich.

J. Salomon geb. Pincson-Stiftung. Kapital: 450 M., Zinsen zusammen jährlich 15,74 M. — Verteilung: 11. Februar und 16. Oktober an kranke Frauen. — Verwaltung: Armen-Kommission der jüdischen Gemeinde, Rosenstraße 2—4.

*Schoenflies-Stiftung. Kapital: 28 900 M., Zinsen: 1011 M. Kranke Witwen monatliche Unterstützung nicht unter 20 M.

Julius u. Rosalie Schulvater-Stiftung. Kapital: 277 589,35 M. 3. Juni und 16. November 50—200 M. für bedürftige Brust- oder Lungenkranke von 16—30 Jahren, die nicht in einer Anstalt sind. — Verwaltung: Vorstand der jüdischen Gemeinde.

Agnes und Adolf Seligsohn-Stiftung. Kapital: 3000 M. 5. Juli für kranken Kaufmann oder Handwerker, der Familienvater ist. — Verwaltung: Vorstand der jüdischen Gemeinde.

Franz Herm. Alexander Sommer-Stiftung. Kapital: 16 100 M., Zinsen: 563 M. Unterstützung an vier (mindestens 20 Jahre alte) Personen, die unverschuldet im Berliner öffentlichen Verkehr verunglückt sind, auf mindestens drei Jahre. Zahlungen am 18. April, 6. Juni und 5. Oktober alljährlich.

Thiermann-Waldenburg-Stiftung würdiger und bedürftiger Lehrerinnen. Kapital: 183 000 M., Zinsen 6700 M. Kränkliche Lehrerinnen jährlich 600 M. lebenslänglich.

Rosa Zander geb. Cohn-Stiftung. Kapital: 300 M., Zinsen: 10,50 M. Weibliche Kranke. — Verwaltung: Armen-Kommission der jüdischen Gemeinde, Rosenstraße 2—4.

VIII. Stiftungen für Kranke in Anstalten.

Deputation für die städtischen Krankenanstalten und die öffentliche Gesundheitspflege. Bureau: C. 2, Rathaus III, Zimmer 111—114. Der Deputation stehen zur Gewährung von Freibetten an sämtlichen städtischen Krankenhäusern jährlich ca. 12 000 M. Zinsen aus Stiftungsfonds zur Verfügung.

Louise Abegg-Stiftung. Kapital: 80 000 M., Zinsen 2900 M. Zur Unterhaltung von Anstalten, die Not und Krankheit zu lindern suchen.

Gustav Borstellsche Eheleute-Stiftung. Kapital: Besitzwert am Grundstück Frankfurter Allee 142, das auf den Namen der Stadtgemeinde Berlin umgeschrieben ist. Wertpapiere 125 000 M., Zinsen: 4375 M. Zu gleichen Teilen für: Berliner Verein für häusliche Gesundheitspflege (Komitee für Ferienkolonien), Elisabeth-Kinder-Hospital, Kaiser und Kaiserin Friedrich-Kinderkrankenhaus.

Gabriele Clausius-Stiftung. Kapital: 4081 M., Zinsen: 133 M. Aufnahme und Verpflegung armer Kranker in Berliner Krankenhäusern oder Heilstätten.

Wilhelm Fickertsches Legat. Kapital: 8300 M., Zinsen: 280 M. für 1. Verein für arme kranke Näherinnen, 2. Sanitätswachen, 3. Stiftung eines Krankenbettes. — Verwaltung durch ein besonderes Kuratorium.

Krugsche Stiftung. Kapital: Gesamtwert ca. 1 060 000 M., einschließlich des Grundstücks Bellevuestraße 2. — Zweck: Errichtung einer Altersversorgungsanstalt oder Hospital zur Aufnahme oder Unterstützung über 50 Jahre alter, kranker, erwerbsunfähiger, hier ortsangehöriger Männer und Frauen. — Die Stiftung ist noch nicht in Wirksamkeit getreten.

Wohlfahrtseinrichtungen. 83

*Lucie Maenicke-Stiftung.** Kapital: 71 320 M., Zinsen: 2495 M. Für Volksbadeanstalten und Ferienkolonien.

*Emil Richard Schmidt-Stiftung. Kapital: ca. 260 000 M. — Zweck: Errichtung eines Findelhauses oder einer ähnlichen Anstalt von der Schmidt-Gallisch-Stiftung. — Stiftung ist noch nicht ins Leben getreten.

*Thieme-Stiftung. Kapital: 112 600 M., Zinsen: 3800 M. Für verschämte Arme in den Siechenhäusern Bethesda, Elisabeth-Siechenhaus, Johanniter-Siechenhaus, Katholisches Krankenhaus, Siechenhaus der jüdischen Gemeinde.

*Karl Worff-Stiftung. Kapital: 124 163 M., Zinsen 4986 M. Zinsen je ein Drittel: Kaiser und Kaiserin Friedrich-Kinderkrankenhaus zu Berlin, Berliner Ferienkolonien, Ferienkolonien der Berliner Odd-Fellow-Logen. Stiftung ist noch nicht ins Leben getreten.

IX. Stiftungen für Wöchnerinnen, Blinde, Taubstumme, Krüppel, Sieche, Lupuskranke.

Regina Ephraimsohn geb. Berliner-Stiftung. Kapital: 500 M., Zinsen: 17,50 M. Für Wöchnerin am 25. September. — Verwaltung: Armen-Kommission der jüdischen Gemeinde, Rosenstraße 2—4.

Hirsch Jacob und Minna Marcuse-Stiftung. Kapital: 36 000 M. Für Wöchnerin am 13. Juli. — Verwaltung: Vorstand der jüdischen Gemeinde.

L.'sche Stiftung für Wöchnerinnen. Kapital: 50 000 M. Gesamtsumme, die jährlich zur Verfügung steht: ca. 1700 bis 1926 M., nicht mehr als 3000 M. in zwei Jahren. Einzelunterstützung: 100—300 M., ev. in Raten. Unterstützung hilfsbedürftiger jüdischer Frauen kurz vor ihrer Niederkunft und hilfsbedürftiger jüdischer Wöchnerinnen, auch Darlehen an solche. Berücksichtigt werden in der Regel nur Unbescholtene, die öffentliche Unterstützung noch nicht erhalten haben. Uneheliche nur ausnahmsweise. Deszendenten der Stiftungsfamilie haben den Vorzug, nach ihnen solche, die fünf Jahre in Groß-Berlin wohnen. — Verwaltung: San.-Rat Dr. W. Feilchenfeld, Rosenstr. 2—4.

Betty Lachmann-Stiftung. Kapital: 5341 M., Zinsen 200 M. Für Wöchnerinnen (Ehefrauen). — Verwaltung: Armen-Kommission der jüdischen Gemeinde, Rosenstraße 2—4.

Eduard Steinthal-Stiftung. Kapital: 1200 M., Zinsen: 21 M. Für Wöchnerinnen. — Verwaltung: Armen-Kommission der jüdischen Gemeinde, Rosenstraße 2—4.

Ferdinand Alslebensches Legat. Kapital: 3000 M. — Zweck: Unterstützung (nicht unter 6 M.) jährlich am 2. Juli an arme Blinde. — Verwaltung: Deputation für städtische Blindenpflege.

Bussesche Stiftung. Kapital: unbestimmt. — Für Blinde. — Stiftung ist noch nicht ins Leben getreten.

Otto Heß-Stiftung. Kapital: 4000 M. — Zweck: Zinsen alljährlich an bedürftige jüdische erblindete Familienväter. — Verwaltung: Armen-Kommission der jüdischen Gemeinde, Rosenstraße 2—4.

Weerth-Stiftung für Blinde und Erblindete. Kapital: unbekannt. — Stiftung ist noch nicht ins Leben getreten.

Dr. Reinickesches Legat. Kapital: 12 000 M. — Zweck: Zinsen zu laufenden Unterstützungen an hiesige bedürftige Blinde. — Verwaltung: Deputation für die städtische Blindenpflege.

Eckardt-Levy-Fonds. Kapital: 6300 M., Zinsen: 254 M. Unterstützung mit monatlich 5—15 M. an blinde und taubstumme Arme.

Eger-Stiftung. Kapital: 34 900 M., Zinsen: 1224 M. Taubstummen Mädchen gebildeter Stände lebenslängliche Rente von 600—900 M. — Verwaltung durch ein besonderes Kuratorium.

Clara Hötzold-Stiftung. Kapital: 41 400 M., Zinsen: 1457 M. Unterstützung taubstummer Frauen und Mädchen von mindestens 40 Jahren. — Die Stiftung ist noch nicht ins Leben getreten.

Friederike Friedmann geb. Heymann-Legat. Kapital: 3000 M. Für sieche und verkrüppelte Kinder. — Verwaltung: Vorstand der jüdischen Gemeinde.

Alexander Herz-Stiftung. Kapital: 10 000 M. Zinsen und Erträgnisse sollen für verkrüppelte und sieche jüdische Kinder verwendet werden. — Verwaltung: Armen-Kommission der jüdischen Gemeinde, Rosenstr. 2—4.

Franziska Speyer-Stiftung für Lupuskranke. Kapital: 20 000 M. — Verwaltung: Geh. Med.-Rat Prof. Dr. Lesser, Berlin. Charité, Berlin NW. 6, Klinik für Haut- und Geschlechtskrankheiten.

X. Vereine und Stiftungen zur Gewährung von Badereisen, Erholungsaufenthalt usw.

Berliner Verein für Ferien-Kolonien, E. V. Geschäftsstelle: NW. 6, Luisenstraße 36 III. Fernsprecher: Amt III, Nr. 2735.

Wohlfahrtseinrichtungen.

Die große Mehrzahl aller Kinder, die sich bei den Lokalkomitees in den einzelnen Stadtbezirken Berlins melden und von diesen nach vorhergehender ärztlicher Untersuchung und nach Feststellung der Bedürftigkeit und Würdigkeit ausgewählt worden sind, werden auf Freistellen völlig kostenlos aufgenommen, und nur von einzelnen Eltern, soweit sie dazu in der Lage sind, werden geringere Zuschüsse freiwillig gezeichnet und bezahlt. Bei Kindern, die von Vereinen, Behörden und einzelnen Wohltätern nach Vereinbarung überwiesen werden, wird nach Maßgabe der nachfolgenden Bestimmungen für Sol- und Seebäder 65 M., für Landkolonien 50 M. berechnet. — Die Aufnahmefähigkeit erstreckt sich vom 7. bis 14. Lebensjahre. Geeignet sind nur Kinder, bei denen sich der Arzt von einer vierwöchigen Pflegezeit wahrscheinlichen Erfolg verspricht. Ausgeschlossen sind Kinder: a) die an ansteckender oder unheilbarer oder ekelerregender Krankheit leiden, b) die bettlägerig krank sind und sich nicht frei bewegen können, c) die offene Wunden haben, die spezieller ärztlicher Behandlung bedürfen, d) überhaupt Kinder, deren körperliche Leiden und Zustände das Zusammensein in der Kolonie, die unbedingt ein Ganzes bilden muß, erschweren. Eine mehrmalige Aufnahme derselben Kinder soll nur dann stattfinden, wenn der Arzt eine Wiederholung der Kur dringend wünscht. Insbesondere sind als ungeeignet zu bezeichnen alle Fälle von Veitstanz, mimischem Gesichtskrampf, Epilepsie, granulierender Augenentzündung, schwerer Psoriasis und anderen ansteckenden, sowie eine aktuelle Behandlung bedürfenden Hautkrankheiten, Lupus, Lungentuberkulose, vorgeschrittenen Herzfehlern und Nierenkrankheiten, Keuchhusten und ansteckenden exanthematischen Krankheiten vor Ablauf einer sechswöchigen Rekonvaleszenz-Periode. Mit Ungeziefer behaftete Kinder sind ausgeschlossen oder werden ev. auf Kosten der Eltern zurückgeschickt; hierzu haben sich die Eltern durch Unterschrift auf dem Anmeldebogen zu verpflichten. Jedes Kind muß sich allein anziehen und reinigen können. Das Betragen der Kinder muß dem letzten Schulzeugnis nach keinen besonderen Anlaß zu Klagen gegeben haben. Geistig unnormale und sittlich verwahrloste Kinder eignen sich nicht für das Leben in einer Kolonie. Für jedes Kind ist ein vom Vorstande ausgegebener Anmeldebogen auszufüllen, auf dem das Gutachten des Arztes unter kurzer Begründung in die betreffende Rubrik zu setzen ist nebst genauer Angabe, ob Landaufenthalt oder besondere Kuren gewünscht werden. Da mit Ausnahme der Solbäder in allen Kolonien kalt gebadet wird, so muß in jedem Gutachten die Frage beantwortet werden, ob das Kind kalt baden darf, damit Unglücksfälle vermieden werden. Auf Herzfehler ist besonders aufmerksam zu machen. Es ist wünschenswert, daß die mit den Grundsätzen bekannten Vertrauensärzte des Vereins die Untersuchungen machen, zu welchem Zwecke ein Verzeichnis der Ärzte gegeben wird. In Ausnahmefällen muß dem Vorstande der betreffende Arzt vorher bekannt gemacht werden, damit diesem die leitenden Grundsätze für die ärztliche Untersuchung mitgeteilt werden können. Den Eltern, resp. Vormündern sind die auf dem Aufnahmebogen angegebenen Verpflichtungen in bezug auf rechtzeitige Beschaffung der Kleidung usw. zur Kenntnis und Unterschrift vorzulegen. Die Kinder, namentlich solche in Solbädern, werden verteilt auf die Monate Juni, Juli, August, September. Der Vorstand behält sich das Recht vor, den Zeitpunkt zu bestimmen. Die Einreihung kann erst kurze Zeit vor der Abreise stattfinden; die Benachrichtigung über Ort und Zeit der Abreise muß daher sofort, nachdem sie dem betreffenden Verein usw. zugegangen ist, den Eltern mitgeteilt werden. — Die Kosten für einen Aufenthalt von 26—28 Tagen betragen: a) Für ein einer besonderen Kur bedürftiges Kind, wie Sol, See- oder Stahlbad inkl. aller Nebenkosten, 65 M. b) Für ein Kind, dem einfacher Landaufenthalt verordnet ist, inkl. aller Nebenkosten, 50 M.

Erziehungs- und Fürsorge-Verein für geistig zurückgebliebene Kinder.

Aufgabe: Entsendung schwachsinniger Kinder in Ferienkolonien (Malchin und Fuhlendorf bei Barth a. d. Ostsee). — Kurator: Stadtschulrat Dr. Fischer, NW. 23, Brückenallee 22.

Verein für Kinderheilstätten an den deutschen Seeküsten.

Verwaltung: Generalsekretär Geh. Med.-Rat Prof. Dr. Ewald, Berlin W. 10, Kaiserin Augustastr. 78. Tel.-Amt VI 4390.

Vereinsanstalten: Seehospiz Kaiserin Friedrich auf Norderney (auch für Winterbetrieb eingerichtet). — Wyk auf Föhr. — Friedrich Franz-Hospiz in Gr.-Müritz. — Zoppot bei Danzig.

Die Anmeldung der Kinder erfolgt bei der Verwaltung der Heilstätte, in die sie aufgenommen werden sollen. Die Aufnahme ist abhängig von einem ärztlichen Atteste mit genauer Schilderung des Krankheitszustandes des betreffenden Kindes, einer gutachtlichen Äußerung des Arztes über die Ersprießlichkeit des Seeluftgenusses in dem betreffenden Falle und einer Bescheinigung, daß das Kind nicht an einer ansteckenden Krankheit leidet und nicht aus einer Familie kommt, in der eine ansteckende Krankheit herrscht oder in den letzten 6 Wochen geherrscht hat. Über die

Wohlfahrtseinrichtungen. 87

Aufnahme entscheidet der Leiter der Anstalt. — Die Kur dauert mindestens 6 Wochen. Für diesen Zeitraum ist das Verpflegungsgeld, das vom Vereinsvorstande festgesetzt wird, im voraus einzuzahlen. (Es schwankt pro Woche zwischen 10 und 25 M.) Falls das Kind kürzere Zeit als 6 Wochen in der Heilstätte verbleibt, wird der entsprechende Betrag zurückerstattet. Das festgesetzte Verpflegungsgeld kann in Fällen der Not ermäßigt oder ganz erlassen werden. Über die Ermäßigung oder die Erlassung des Verpflegungsgeldes entscheidet der Vorsitzende [des Vereins oder der Kurator nach Maßgabe der zur Verfügung stehenden Mittel. — Die Kosten der Reise werden von denjenigen getragen, die die Kinder in die Heilstätte entsenden. In Fällen der durch die Ortsbehörde oder einen die Kinder aussendenden Verein bescheinigten Mittellosigkeit erfolgt die Beförderung zu den für solche Kinder ermäßigten Fahrpreisen. In Notfällen können auch die Reisekosten aus der Vereinskasse bestritten werden. — Für die ärztliche Behandlung der kranken Kinder wird durch besonders angestellte Ärzte oder durch Vereinbarung mit einem der ortsansässigen Ärzte Sorge getragen.

Deutscher Verein für Volks-Hygiene Ortsgruppe Berlin, E. V. Geschäftsstelle: W. 62, Kalckreuthstraße 2.

Der Verein hat einen Nachweis billigen Ferienaufenthaltes in Berlin eingerichtet, um den weniger Bemittelten dadurch zu ermöglichen, daß sie ihre Urlaubs- und Ferienzeit in gesundheitlich richtiger Weise außerhalb Berlins in landschaftlich schöner Gegend verbringen können. Der Verein will auch Erholungsstätten auf dem Lande schaffen für diejenigen Knaben und Mädchen, die die Volksschule absolviert haben, aber ohne eigentliche Krankheit so körperlich schwach und blutarm sind, daß sie bei sofortigem Übertritt in das Berufsleben nur mühsam ihren Pflichten nachkommen können.

Adolph und Mathilde Abrahamson-Stiftung. Kapital: 15 000 M. Zweck: Die Zinsen sollen für die in Charlottenburg bestehenden Vereine zur Versendung armer kranker Kinder in Ferienkolonien verwendet werden. — Bewerbungen an den Magistrat in Charlottenburg.

Franke-Stiftung. Kapital: 12 000 M., Zinsen: 422, bzw. 600 M. Kranke und Hilfsbedürftige zu Badekuren. — Verteilung: Anfang Mai jeden Jahres.

Mathilde Weigert geb. Meyer-Stiftung. Kapital: 5000 M. Von den aufkommenden Zinsen sollen jährlich einige jüdische Mädchen in Ferienkolonien geschickt werden. — Kuratorium: Vorstand der jüdischen Gemeinde, Berlin N. 24, Oranienburgerstr. 31.

Israelitischer Kinderverein zu Berlin. Beihilfe zu einer Ferien-Erholung für arme Kinder. — Vorsitzender: Arnold Hildesheimer, Friedrichstraße 130.

Kinder-Sparverein und Kinder-Genesungsheim. Jährlich 8—9000 M. zur Verfügung, um Kinder während des ganzen Jahres nach Solbad Elmen zu schicken. — Meldungen an Bernhard Behrens, Friedrich Wilhelm-Straße 7.

Komitee für Ferien-Kolonien jüdischer Kinder. Heim in Elmen mit 300 Plätzen im Sommer für Berliner Kinder. — Vorsitzender: Rabb. Dr. Blumenthal, N. 24, Monbijouplatz 4.

Frauen-Verein Adaß Jisroel. Kapital: 4000 M. Zusammen jährlich 1000 M. für Kranke und zu Badereisen. — Vorsitzende: Frau Rabb. Biberfeld, Heidereuthergasse 4.

Verein Jüdisches Genesungsheim Berlin. Kapital: 88 500 M. Für weibliche Erholungsbedürftige und Rekonvaleszenten im Genesungsheim Lehnitz auf 4 Wochen. — Vorsitzender: San.-Rat Dr. W. Feilchenfeld, Bureau Rosenstraße 2—4.

Benno, Anna Fleischmann-Stiftung. Kapital: 200 000 M. Unterstützung armer Rekonvaleszenten. — Die Stiftung ist noch nicht ins Leben getreten.

XI. Vereine und Stiftungen für verschiedene Wohlfahrtszwecke (Krankenpflege usw.).

Berliner Verein für häusliche Gesundheitspflege, Geschäftsstelle: SW. 11, Königgrätzerstr. 97 I.

Zweck: Persönliche Fürsorge und Gewährung von Heil- und Stärkungsmitteln, von Bädern, ärztlichem Rat und Pflege, namentlich für Frauen und Kinder, Ermöglichung von Land- und Kuraufenthalt. Der Verein kann jährlich 50 Kinder dem Berliner Verein für Ferienkolonien überweisen und übernimmt die Nachpflege der ihm von diesem zugewiesenen aus Ferienkolonien entlassenen Kindern.

Berliner Frauenverein. „Vorübergehende Hilfe im Haushalt", Abteilung des „Vereins Hauspflege". Vorsitzende: Frau Oberbürgermeister Kirschner, NW. 21, Alt-Moabit 90.

Zweck: Die „Vorübergehende Hilfe" bezweckt die Beschaffung geeigneten Personals gegen mäßiges Honorar (1,50 M. pro Tag bezw. 2 oder 3 M. pro Tag und Nacht nebst geringer Vermittlungsgebühr), wenn durch Erkrankung oder andere Behinderung der Hausfrau ein zeitweiliger Ersatz nötig ist, zur Pflege der Kinder

Wohlfahrtseinrichtungen. 89

und der Erkrankten, sowie zur Versorgung des Haushaltes. — Meldestellen: Frau Rechtsanwalt Friedmann, Kronenstraße 4/5. Telephon: Amt I, Nr. 7540. Sprechstunden: Wochentäglich, außer Sonnabend, 3—4 Uhr. Frau Landgerichtsrat Loewy, Buchenstr. 3. Telephon: Amt VI, Nr. 1147. Sprechstunden: Dienstag und Freitag ½10—½11 Uhr. Frau Dr. Mosler, Grunewaldstraße 106. Sprechstunden: Montag und Donnerstag 10—11 Uhr.

Katholischer Charitas-Verband, Seydelstraße 14.

Die Berliner Krankenpflegestationen des Evangelischkirchlichen Hilfsvereins.

Station I: N., Plantagenstraße 14. Leitende Schwester: Ottilie Koch. Kurator: Pfarrer Waßmund, N. 65, Seestr. 60.

Station II: O., Bötzowstraße 25. Leitende Schwester: Minna Boehm. Kurator: General-Sup. Propst D. Faber, C. 2, Propststr. 7.

Station III: C., Neue Grünstraße 19. Leitende Schwester: Marie Vogel. Kurator: Oberkonsistorialrat Propst und Prof. D. Kawerau, C. 2, Brüderstr. 10.

Station IV: SW., Wilhelmstraße 115. Leitende Schwester: Wilhelmine Klepper. Kuratoren: Kons.-Rat Lahusen, W. 8, Kanonierstr. 4. Geh. Sanitätsrat Dr. Gericke, W. 30, Motzstr. 3.

Station V: N., Elisabethkirchstraße 21. Leitende Schwester: Agnes Freyer. Kurator: Pfarrer von Ranke, N. 4, Invalidenstr. 4.

Station VI: NW., Alt-Moabit 25. Leitende Schwester: Charlotte Castrup. Kurator: Pfarrer Lehmann, NW. 87, Ottostr. 17.

Station VII: W., Lützowstraße 13. Leitende Schwester: Katharine Gräfin von der Schulenburg. Kuratoren: General-Sup. D. Braun, W. 10, Matthäikirchstr. 22. Generalleutnant v. Ammon, W. 62, Wittenbergplatz 5.

Station VIII: SO., Lausitzer Platz 3. Leitende Schwester: Albertine Asmuß. Kurator: Pfarrer Betenstedt, SO. 36, Glogauer Straße 19a.

Station IX: N., Schönhauser Allee 39a. Leitende Schwester: Auguste Mueller. Kurator: Superintendent Dr. Conrad, N. 37, Griebenowstr. 15.

Station X: O., Königsberger Straße 17. Leitende Schwester: Klara Schulz. Kurator: Pfarrer Köster, O. 37, Königsberger Straße 17.

Station XI: S., Blücherstraße 32. Leitende Schwester: Marie Kielblock. Kurator: Pastor Paulus Schmidt, SW. 61, Planufer 15.

Station XII: N., Kesselstraße 36/37. Leitende Schwester: Elisabeth Moser. Kurator: Pfarrer Stieglitz, N. 24, Linienstr. 147.

90 Wohlfahrtseinrichtungen.

Station XIII: Schöneberg, Hauptstraße 116. Leitende Schwester: Martha Berger. Kurator: Superintendent Schöttler, Schöneberg, Hauptstraße 47.'

Station XIV: O., Holzmarktstraße 53. Leitende Schwester: Marie Badneck. Kurator: Pfarrer Dr. Bitthorn, O. 27, Holzmarktstr. 37 a.

Station XV: Dt.-Wilmersdorf, Mehlitzstraße 8. Leitende Schwester: Käthe von Welck. Kurator: Geheimer Konsistorialrat Kriebitz, Wilmersdorf, Wilhelms-Aue 118.

Die Pflege wird von den Diakonissen unentgeltlich und ohne Unterschied der Konfession geübt. Die Diakonissen nehmen ihre Hauptmahlzeit auf ihrer Station ein; im übrigen sorgen sie selbst für ihre Beköstigung. Die Pflege der Diakonissen erstreckt sich zunächst auf Frauen und Kinder. Bei Männern werden Pflegeakte, welche die weibliche Sittsamkeit verbietet, von den Diakonissen nicht ausgeübt, daher wird die volle Pflege von Männern nur dann übernommen, wenn andere geeignete Hilfe, wie Mutter und Ehefrau, zur Hand ist. Nachtpflegen in Zimmern, in denen männliche Personen von über 12 Jahren schlafen, sind ausgeschlossen; in Notfällen kann die vorstehende Diakonisse die Altersgrenze auch bis zu 14 Jahren ausdehnen. Von bemittelten Patienten wird erwartet, daß sie dem Hilfsverein je nach Vermögen als Entgelt für Pflege Zuwendungen machen.

Julie v. Cohn-Oppenheim-Stiftung. Kapital 50 000 M. Für Krankenpflege. — Verwaltung: Vorstand der jüdischen Gemeinde, Oranienburger Straße 29.

Israelitischer Frauen-Verein zur Unterstützung Notleidender in Charlottenburg. Kapital: 1500—1800 M. Krankenpflege (3—20 M. einmal oder monatlich). — Vorsitzende: Frau Prof. Dessau, Carmerstraße 8.

Sara Levy geb. Itzig-Stiftung. Kapital: 96 000 M. Krankenpflege. — Verwaltung: Vorstand der jüdischen Gemeinde.

Frauen-Verein Humanitas. Kapital: 2000 M. Gesamtsumme der Unterstützung 2—300 M. jährlich. Einzelunterstützung: 10—30 M. an kranke Frauen und Kinder. — Vorsitzender: Gustav Hirschberg, Pankow, Hadlichstr. 26.

Frauen-Verein Judas Töchter. Kapital: 700 M. Gesamtsumme der Unterstützung: jährlich 1000 M. Einzelunterstützung: 6—15 M. an Kranke und Genesende. — Vorsitzende: Frau Dr. Eschelbacher, Oranienburger Straße 17.

Wohlfahrtseinrichtungen.

Frauen-Verein Westen. Kapital: 5700 M. Gesamtsumme der Unterstützung: jährlich 1500 M. Einzelunterstützung: 2—25 M. an jüdische Kranke im Westen Berlins. Vorsitzende: Frau Dr. Kroner, Uhlandstr. 39.

Fürsorge-Verein für hilflose jüdische Kinder, E. V. Kinder im Alter bis zu einem Jahre, deren Mütter im Krankenhause, oder in Arbeit sind, dann auch mutterlose und uneheliche Kinder werden in Privatpflege gegeben. — Vorsitzender: Dr. William Levy, Maaßenstraße 22. — Gesuche an E. R. Wolfsohn, Pallisadenstraße 30.

Humanitäts-Verein „Gemilus Chassodim".
Kapital: 20 000 M. — Zweck: Kranken-Unterstütuzng von Mitgliedern: freier Arzt und Arznei, Krankengeld 12 M. die Woche (bis 20 Wochen). Darlehen bis 300 M. für 8 Monate. — Einzelunterstützung: bis 300 M. — Vorsitzender: A. Kuntz, Fehrbelliner Straße 10.

Verein zur Verpflegung und Unterstützung armer Wöchnerinnen.
Vorsitzende: Frau Prediger Hoßbach, Berlin W. 35, Kurfürstenstraße 56. — Zweck: Armen Wöchnerinnen (nur Ehefrauen) nach Niederkunft Unterstützung und Verpflegung zu gewähren (erst vom 2. Kinde ab).

Frauen-Verein „Wöchnerinnenheim".
Vorsitzende: Frau Minister Breitenbach, Berlin W. 66, Wilhelmstraße 79. — Zweck: Begründung von Pflegestätten zur unentgeltlichen Aufnahme von bedürftigen Berliner Ehefrauen (ausnahmsweise uneheliche) bei Niederkunft und während des Wochenbettes, 10—18 Tage, ausnahmsweise länger.

Frauen-Verein der Berliner Logen U. O. B. B.
Zweck: Unterstützung armer jüdischer Wöchnerinnen mit hygienischen Artikeln und Lebensmitteln. Entsendung von Hauspflegerinnen. Jährliche Gesamtunterstützung: ca. 5000—5500 M. — Vorsitzender: M. Jablonski, Nettelbeckstraße 11. — Gesuche an Frau Paula Neufeld, Straßburger Straße 57.

Israelitischer Frauen-Unterstützungs-Verein.
Kapital: 18 000 M. Gesamtsumme der Unterstützung: jährlich 9—10 000 M. — Zweck: Unterstützung von Wöchnerinnen. — Vorsitzende: Frau Henriette May, Königgrätzerstr. 97. Bureau: Rosenstraße 2—4.

Israelitischer Frauen-Verein der Oranienburger Vorstadt.

Kapital: 1062 M. Jährliche Gesamtunterstützung: ca. 600 M. Einzelunterstützung: bis 15 M. — Vorsitzende: Frau Jenny Cassirer, Fennstr. 47. — Zweck: Unterstützt Wöchnerinnen im Norden Berlins und im Stadtteil Moabit.

Jüdischer Frauen-Verein der Luisenstadt.

Kapital: 3493,05 M. Jährliche Gesamtunterstützung: 3514,37 M. Einzelunterstützung: 6—15 M. und Lebensmittel. — Zweck: Unterstützung jüdischer Wöchnerinnen. — Verwaltungsbureau: Prinzenstraße 49.

Jüdischer Frauen-Wohltätigkeits-Verein „Mathilde Caro".

Zweck: Unterstützung jüdischer Wöchnerinnen. Jährliche Gesamtunterstützung: ca. 2000 M. — Vorsitzende: Frau Doris Lichtenstein, Barnimstraße 2.

Institut „Sandikin".

Kapital: 19 375 M. — Zweck: Unterstützung armer Wöchnerinnen. Jährliche Gesamtunterstützung: ca. 600 M. Einzelunterstützung: 10—20 M. — Vorsitzender: Leopold Berger. — Bureau: Jägerstraße 27.

Verein zur Unterstützung armer jüdischer Wöchnerinnen.

Kapital: 54 300 M. Jährliche Gesamtunterstützung: 5500 M. Einzelunterstützung: 15—30 M. — Zweck: Unterstützung armer Wöchnerinnen. — Verwaltung: Rosenstraße 2—4.

Hilfsverein für jüdische Taubstumme in Deutschland.

Zweck: Beschaffung von Arbeit, Unterstützung in Geld und Naturalien. Für durchreisende Arme freies Nachtlogis und Freitisch. — Vorsitzender: Th. Löwenberg, Köpenicker Straße 124.

Hilfsverein für unbemittelte jüdische Nerven- und Geisteskranke in Ems.

Zweck: Unterbringung idiotischer Kinder in jüdischen Anstalten zur Erziehung. — Vorsitzender: Bezirksrabbiner Dr. Weingartner, Ems.

Verein für Unfallverletzte.

Zweck: Fürsorge für Unfallverletzte und deren Familien. — Vorsitzender: Gewerbegerichtsvorsitzender Magistratsrat v. Schulz, NW. 52, Thomasiusstraße 21. — Bureau: C. 19, Roßstraße 7.

Verein für Kindervolksküchen.

Zweck: Schulspeisung städtischer Schüler.

Hebammen-Unterstützungsfonds.
Kapital: 10 300 M., Zinsen: 362 M. Unterstützung hilfsbedürftiger Hebammen.

Verein für jüdische Krankenpflegerinnen.
Kapital: 350 000 M. — Zweck: Ausbildung jüdischer Mädchen und Frauen zu Krankenpflegerinnen und Begründung von Einrichtungen zur Fürsorge für dieselben. — Vorsitzender: Louis Sachs, Brückenallee 1. — Anstalt: Auguststraße 17.

B. Rettungswesen (öffentliches Gesundheitswesen).

a) Ärzte-Verein für das Berliner Rettungswesen.
Geschäftsstelle: Berlin W., Steglitzer Straße 57. Tel. VI 2849.

b) Kuratorium der Berliner Unfallstationen vom Roten Kreuz.
Geschäftsstelle: Berlin W., Mohrenstraße 13/14.

c) Vereinigung der Berliner Sanitätswachen.
Geschäftsstelle: Gr.-Lichterfelde-West, Zietenstraße 2.

Die Wachen der drei Gesellschaften a, b, c werden gemeinsam als „Hilfswachen" bezeichnet, und zwar sind 4 Rettungswachen des Ärzte-Vereins und 7 Unfallstationen mit Sanitätswachen verbunden, welch letztere den Nachtdienst in den genannten Wachen versehen, während in den anderen Wachen der Ärzte-Verein, bzw. die Unfallstationen Tages- und Nachtdienst haben.

Vom Ärzte-Verein sind folgende Hilfswachen in Berlin eingerichtet: Hilfswache 1: Koppenstraße 36/37. Hilfswache 2: Köthener Straße 47. Hilfswache 3: Steglitzer Straße 60 (verbunden mit Sanitätswache XII). Hilfswache 4: Görlitzer Bahnhof (verbunden mit Sanitätswache IV). Hilfswache 5: Adalbertstraße 10 (verbunden mit Sanitätswache X). Hilfswache 6: Gaudystraße 41 (verbunden mit Sanitätswache VII).

Vom Kuratorium der Berliner Unfallstationen vom Roten Kreuz bestehen 11 Hilfswachen: Hilfswache 7: Zoologischer Garten (Kurfürstendamm). Hilfswache 8: Tempelhofer Ufer 1a. Hilfswache 9: Warschauer Straße 2. Hilfswache 10: Badstraße 67. Hilfswache 11: Spittelmarkt 2 (verbunden mit Sanitätswache I). Hilfswache 12: Kommandantenstraße 40 (verbunden mit Sanitätswache IV). Hilfswache 13: Grüner Weg 17 (verbunden mit Sanitätswache VI). Hilfswache 14: Kronenstraße 56 (verbunden mit Sanitätswache XVII). Hilfswache 15: Keibelstraße 23 (verbunden mit Sanitätswache XI). Hilfswache 16: Lindower Straße 10/11 (verbunden mit Sanitätswache VIII). Hilfswache 17: Eichendorffstraße 14 (verbunden mit Sanitätswache II).

Als Hauptwachen des Berliner Rettungswesens sind folgende Krankenhäuser angeschlossen: I. Krankenhaus im Friedrichshain. II. Krankenhaus Moabit. III. Krankenhaus am Urban. IV. Rudolf Virchow-Krankenhaus. V. Charité-Krankenhaus, Schumannstraße 21. VI. Königliches Klinikum, Ziegelstraße 5—9. VII. Lazarus-Krankenhaus, Bernauer Straße 115/116. VIII. Krankenhaus der Jüdischen Gemeinde, Auguststraße 14/16. IX. St. Hedwigs-Krankenhaus, Gr. Hamburger Straße 10. X. Augusta-Hospital, Scharnhorststraße 1. XI. Paul Gerhardt-Stift, Müllerstraße 56. XII. Krankenhaus Bethanien, Mariannenplatz. XIII. Elisabeth-Krankenhaus, Lützowstraße 24—26.

Charlottenburg:

Rettungswache: Kaiser Friedrich-Straße 57. Unfallstation: Berliner Straße 48 und Erasmusstraße 13.

Schöneberg:

Rettungswache: Eisenacher Straße 9. Unfallstation: Herbertstraße 6.

Rixdorf:

Unfallstation: Steinmetzstraße 6.

Die Rettungswachen in den Nachbargemeinden unterstehen dem Ärzte-Verein des Berliner Rettungswesens, die Unfallstationen in den Nachgemeinden dem Kuratorium der Berliner Unfallstation vom Roten Kreuz.

In Charlottenburg und Schöneberg sind entsprechende Vereinbarungen mit den betreffenden Magistraten getroffen.

Im allgemeinen erhält der Arzt für den Tagesdienst pro Stunde 1 M., für den Nachtdienst (10—8 Uhr) 8 M. Zahlungsfähige Behandelte zahlen im allgemeinen unter der Minimaltaxe, Krankenkassen allgemein beschlossene Sätze: 2,75 M. innerhalb, 4 M. außerhalb der Wache, 10 M. Entbindungen u. dergl.

1. Die Leistung der ersten Hilfe von den unter der Verwaltung des Ärzte-Vereins stehenden Rettungswachen wird niemals von der Bezahlung abhängig gemacht. 2. Unbemittelte werden stets kostenlos behandelt. 3. Für die Liquidationen für ärztliche Hilfeleistungen werden die Sätze der Gebührenordnung in Anrechnung gezogen.

Wohlfahrtseinrichtungen. 95

4. Mit Krankenkassen besteht ein Übereinkommen, nach dem ein Einheitssatz für alle Hilfeleistungen bei den Krankenkassenmitgliedern festgesetzt ist.

Rettungsgesellschaft der Wassersportvereine von Berlin und Umgegend.
Geschäftsstelle: Berlin SW. 68, Kochstraße 54a I. Telephon: I, 9433.
Zweck des Vereins: Ausübung und Förderung des Rettungswesens auf den Gewässern Berlins und der Umgegend, insbesondere auf dem Müggelsee.

Vergünstigungen auf der Eisenbahn für Kranke, Pflegepersonal usw.

a) Über Zulassung, bzw. Ausschluß bestimmter Kranker zur Bahnbeförderung, b) über Krankenwagen, c) über Fahrpreis-Ermäßigungen bei Erholungsreisen (nach Ferienkolonien usw.), d) über Fahrpreis-Ermäßigungen bei Reisen zugunsten der öffentlichen Krankenpflege, Magdalenenstifte, Kriegskrankenpflege, e) über Fahrpreis-Ermäßigungen für mittellose Kranke sind Spezialbestimmungen enthalten in Nr. 2000 des Tarifverzeichnisses Deutscher Eisenbahn-Personen- und Gepäcktarif, Teil I vom 1. April 1909 (siehe auch oben S. 8).

Untersuchungsämter für ansteckende Krankheiten.

Aufgaben: Die bakteriologischen Untersuchungen seuchenpolizeilicher Art, soweit diese nach dem Gesetz, betreffend die Bekämpfung übertragbarer Krankheiten, vom 28. August 1905 dem Staate obliegen, kostenfrei zu übernehmen. Für Privatärzte werden Untersuchungen auf Diphtherie, Genickstarre, Tuberkulose, Typhus, Ruhr, Milzbrand, Rotz, Fleisch, Fisch- und Wurstvergiftung kostenfrei ausgeführt.

Berlin: Städtisches Untersuchungsamt, Fischerbrücke, Tel.: Magistrat Berlin 242; **Hygienisches Institut**, NW. 7, Dorotheenstraße 35, Tel.-Amt I 1453; **Institut für Infektionskrankheiten,** N. 39, Föhrerstraße, Tel.-Amt Moabit 2685 u. 2686.

Charlottenburg: beim **Krankenhaus Westend.**

Schöneberg: beim **Städtischen Krankenhaus.**

Für alle Anstalten liefern die Apotheken kostenfrei Versandbehälter; die Beförderung geschieht durch die Post portofrei.

Ärztliche Bürgerdeputierte bei der Stadtverordnetenversammlung.

Geh. Med.-Rat Dr. Aschenborn, NW., Luisenplatz 8 (Untersuchungsamt).
San.-Rat Dr. Benda, W., Dörnbergstraße 1 (Irrenpflege).
San.-Rat Dr. Ehlers, W., Lützowplatz 2 (Kanalisation).
Geh. Med.-Rat. Prof. Dr. B. Fränkel, W., Lennéstraße 5 (Heimstätten).
Geh. San.-Rat Dr. Selberg, NW., Kronprinzenufer 3 (Irrenpflege).
Prof. Dr. Silex, NW., Kronprinzenufer 3 (Blindenpflege).
San.-Rat. Dr. J. Stern, W., Xantener Straße 14 (Armen-Direktion).
Geh. San.-Rat Dr. F. Stern, W., Potsdamer Straße 126 (Friedrich Wilhelm-Anstalt).
Geh. San.-Rat Dr. Stöter, W., Genthiner Straße 13 (Gewerbe-Deputation).

Sachverständige beim Kammergericht (K.) und den Bezirken der Landgerichte I, II, III (L.).

Geh. Med.-Rat Prof. Dr. F. Straßmann, Gerichtsarzt, NW., Siegmundshof 18 (K., L. I, II, III).
Med.-Rat Dr. Störmer, Gerichtsarzt, NW., Alt-Moabit 21/22 (K., L. I, II, III).
Med.-Rat Dr. Hoffmann, Gerichtsarzt und Gefängnisarzt, Calvinstraße 14 (K., L. I, II, III).
San.-Rat Dr. Richter, Direktor der Irrenanstalt in Buch (K., L. I, II, III, für Psychiatrie).
Priv.-Doz. Dr. Strauch, Gerichtsarzt, NW., Luisenplatz 9 (K., L. I, II, III).
Med.-Rat Dr. A. Leppmann, NW., Kronprinzenufer 23 (K., L. I, II).
Dr. Bratz, Oberarzt an der Anstalt Wuhlgarten bei Berlin (L. I).
San.-Rat Dr. Kron, Magdeburger Straße 14 (L. II).
Geh. Med.-Rat. Dr. König, Oberarzt in Dalldorf (L. II).
Dr. R. Schulz, Kreisarzt des Kreises Niederbarnim, Schlüterstraße 30 (L. II).
San.-Rat Dr. J. Köhler, Augsburger Straße (L. II).
Med.-Rat Dr. v. Kobylecki, Kreis- und Gerichtsarzt des Stadtkreises Schöneberg, Schöneberg, Mühlenstraße 6a (L. II).

Dr. Marx, Gerichtsarzt des Kreises Teltow, NW., Thomasiusstraße 26 (L. I, II, III).
Geh. Med.-Rat Prof. Dr. Eulenburg, W., Lichtensteinallee 3 (L. I, II, III).
Dr. Fürstenheim, NW., Schiffbauerdamm 37 (K., L. I, II, III).
Dr. Fr. Leppmann, NW., Siegmundshof 1 (K., L. I, II, III).

C. Militärsanitätswesen.

a) Heilanstalten.

Garnisonlazarette: I. NW. 40, Scharnhorststraße 13. — II. **Tempelhof**, Moltkestr. 23. — Charlottenburg, Thüringer Allee.
Wilhelmsheilanstalt in Wiesbaden.
Militärkurhaus in Landeck.
Militär-Badeinstitut in Teplitz.
Genesungsheim und Militärkurhaus in Driburg.
Militärkurhaus in Bad Nauheim.
Militärkurhaus und Genesungsheim in Norderney.
Genesungsheim des Gardekorps, Biesenthal.
Genesungsheim des IV., XIV., XV., XVI., XVII. Armeekorps in Suderode, Sulzburg, Rothau, Lettenbach, Hochwasser.
Arco (Südtirol). Villa Hildebrand, Genesungsheim für deutsche Offiziere und Sanitätsoffiziere.
Offizierheim Taunus in Falkenstein im Taunus. Heilanstalt für kranke und genesende Offiziere und Sanitätsoffiziere des deutschen Heeres, der Marine und der Schutztruppen. Berechtigt zur Aufnahme sind sie aber nur, wenn sie im aktiven Dienst oder zur Disposition gestellt sind, im letzteren Falle auch nur dann, wenn sie in aktiven Dienststellen Verwendung finden. Die Aufnahme von Angehörigen eines Kurgastes während dessen Kurzeit ist nur ausnahmsweise bei besonderer Begründung zulässig. Dasselbe gilt für besondere Pflege- und Bedienungspersonal. Die Entscheidung über die Aufnahme trifft das Kriegsministerium; von diesem wird auch die Höhe der Verpflegungskosten für die einzelnen Dienstgrade bestimmt. Bis auf weiteres haben zu entrichten: Leutnants und Oberleutnants pro Tag 3 M., Hauptleute 4 M., Stabsoffiziere 5 M., Generale 6 M., Angehörige 6 M., Diener 1 M.; die für besonderes Pflegepersonal entstehenden Kosten sind dem Offizierheim zu ersetzen. Für die

Kurzwecke stehen Einrichtungen des gesamten hygienisch-diätetischen Heilverfahrens zu Gebote, hydrotherapeutische und medikomechanische Einrichtungen, Gelegenheit zu Terrainkuren, Luft- und Sonnenbädern usw. Das Heim bietet für 52 Kurgäste Unterkunft und ist das ganze Jahr im Betriebe. Die Kurdauer bis zu 1½ Monaten bestimmt der Chefarzt, zur Verlängerung einer Kur über diesen Zeitraum ist die Genehmigung des Kriegsministeriums (Medizinalabteilung) erforderlich. An die letztere Instanz sind auch die Anträge zur Aufnahme in das Offizierheim zu richten. Ausgeschlossen von der Aufnahme sind Kranke mit entstellenden äußeren Krankheiten, mit Geschwülsten, Tuberkulose oder sonstigen Erkrankungen, die die Gefahr der Übertragung auf die Umgebung mit sich bringen, mit Krankheiten, die größere operative Eingriffe erfordern, ferner alle Kurbedürftige, die dauernde Bettruhe oder außergewöhnliche Wartung und Pflege nötig haben.

Genesungsheim für Familienmitglieder (Frauen und Kinder) von Angehörigen der Kgl. Preuß. Armee. 50 Freistellen (einschl. einer Abteilung für Kinderpflege). Die Pfleglinge erhalten völlig freie Station, ärztliche Beratung und Medikamente sowie ermäßigte Fahrpreise auf der Eisenbahn.

Seeheim für Unteroffiziersfrauen und -kinder in Osternothafen (Abteilung X des Volksheilstättenvereins vom Roten Kreuz). Geschäftsstelle: Berlin W. 66, Wilhelmstr. 86, Zimmerstr. 833. Zahl der Plätze: 26 für Frauen und 10 für Kinder.

Die Anträge behufs Aufnahme in eine der Anstalten sind auf dem militärischen Dienstwege an das Kriegsministerium zu richten.

[Einzelheiten über Badekuren und sonstige außergewöhnliche Heilverfahren für Militärpersonen siehe in den Kurvorschriften K. V. vom 10. V. 1905 D. V. E. Nr. 60.]

b) Auszug aus den Aufnahmebedingungen der Kaiser Wilhelms-Akademie für das militärärztliche Bildungswesen in Berlin, NW. 40, Scharnhorststraße.

Aufnahmebedingungen: I. Staatsangehörigkeit zu einem Staate des Deutschen Reiches ausgenommen Bayern. II. Nachweis der ehelichen Geburt. III. Lebensalter nicht über 21 Jahre. IV. Besitz des Zeugnisses der Reife für das Universitätsstudium von einer deutschen für das Studium der Medizin berechtigenden Anstalt. Schüler von Oberrealschulen haben den Nachweis der vorgeschriebenen Kenntnisse in der lateinischen Sprache schon vor ihrer Aufnahme in die Kaiser Wilhelms-Akademie zu erbringen, da der Studiengang der Akademie die nachträgliche Erwerbung jener sprachlichen Kenntnisse nicht ermöglicht. V. Berechtigung zum einjährig-freiwilligen Dienst. VI. Nachweis der Militärtauglichkeit und geeigneter körperlicher Anlagen für den militärärztlichen Beruf, insbesondere Nachweis fehlerfreier Sinnesorgane. Da die Studierenden der Akademie in Berlin dienen müssen, so wird darauf aufmerksam gemacht, daß für den Eintritt in ein Garde-Infanterie-Regiment nach § 5 der Heerordnung eine Körpergröße von 170 cm (ausnahmsweise von 167 cm) erforderlich ist, und daß hiervon nur in besonderen Fällen Abstand genommen werden kann. VII. Verpflichtung des Vaters oder Vormundes, dem Studierenden zu gewähren: außer der Kleidung als Beitrag zum Lebensunterhalte monatlich mindestens 60 M.; als Beitrag zur Beschaffung der erforderlichen Bücher, Geräte (Instrumente) und sonstigen Studien-Hilfsmittel, zur Bestreitung der Kosten für die vorgeschriebenen Prüfungen sowie zur späteren Ausrüstung als Unterarzt vierteljährlich 65 M.; zur Ausrüstung als Einjährig-Freiwilliger einen einmaligen Betrag von 150 M.; nach der Anstellung als Unterarzt und Assistenzarzt eine Zulage von monatlich mindestens 30 M. — Es wird ausdrücklich bemerkt, daß Freistellen oder Stipendien bei der Akademie nicht vorhanden sind (vgl. oben S. 13).

Die Studierenden der Kaiser Wilhelms-Akademie erhalten vom Staat als Beihilfe zur Bestreitung des Lebensunterhaltes eine monatliche Zulage von 30 M. und freie Wohnung in der Akademie nebst Zubehör, Heizung und Erleuchtung, oder an Stelle der freien Wohnung usw. eine Wohnungsgeldentschädigung von durchschnittlich 25 M. für den Monat (im Sommer 20, im Winter 30 M.). Die in der Akademie wohnenden Studierenden haben nicht ohne weiteres das Recht, während der Ferien darin wohnen zu bleiben, sondern müssen, falls sie dies wünschen, begründete Anträge an die Direktion einreichen. Bei Urlaubsreisen stehen den Studierenden die gleichen Vergünstigungen wie den Mannschaften des aktiven Dienststandes auch hinsichtlich der Benutzung von Schnellzügen zu (vgl. auch oben S. 8). Die zur engeren Wahl einberufenen Bewerber haben für die Hinreise nach Berlin auf Grund eines ihnen von der Akademie übersandten Ausweises die Vergünstigung der Lösung von Militärfahrkarten.

Die Studierenden erhalten in Krankheitsfällen freie ärztliche Behandlung durch die Stabsärzte der Akademie, sie können erforderlichenfalls in ein Garnisonlazarett nach Maßgabe der darüber bestehenden Sonderbestimmungen aufgenommen werden. In gleicher Weise kann bei Erkrankung eines Studierenden während der Ferien seine Aufnahme in das nächstgelegene Garnisonlazarett erfolgen. Die Erstattung der Kosten für Arzneien und Lazarettaufenthalt wird seitens der Akademie geregelt.

Die Studierenden der Kaiser Wilhelms-Akademie haben doppelt so lange, als sie die Akademie besucht haben, aktiv zu dienen. Diese Verpflichtung fängt mit der Anstellung als Unterarzt an, jedoch kommt die gesetzmäßig abzuleistende Dienstzeit hierbei zur Anrechnung. Wer vor Ablauf des zweiten Halbjahres aus der Akademie ausscheidet, übernimmt keine besondere Verpflichtung zum Dienst.

Verfahren bei der Aufnahme. Die Anmeldung zur Aufnahme muß möglichst ein halbes Jahr vor Ablegung der Reifeprüfung geschehen, und zwar für die Aufnahme zu Ostern spätestens im Laufe des vorausgehenden Oktobers, für diejenige zu Michaelis spätestens im Laufe des vorausgehenden Aprils. Nach diesen Zeiten sowie nach bestandener Reifeprüfung oder nach begonnenem Studium auf einer Universität erfolgende Anmeldungen können nur ausnahmsweise zur Berücksichtigung kommen.

Die Anmeldung ist vom Vater oder Vormund schriftlich an den Generalstabsarzt der Armee als Direktor der Kaiser Wilhelms-Akademie (Berlin W. 66, Wilhelmstr. 86/87) zu richten. Württembergische und Sächsische Staatsangehörige richten ihre Gesuche an das Königlich Württembergische oder Sächsische Kriegsministerium.

In dem Gesuch ist ausdrücklich anzugeben, ob die Aufnahme zwecks späterer Anstellung im Heere oder ausschließlich in der Marine nachgesucht wird. Bei der Aufnahme wird hierüber endgültig entschieden. Ein Wechsel während der Studienzeit ist grundsätzlich ausgeschlossen. Da zur Ausbildung für die Marine in jedem Studienhalbjahr nur zwei Bewerber aufgenommen werden können, empfiehlt es sich, bei Bewerbungen für die Marine anzugeben, ob im Falle der Untunlichkeit die Bewerbung auch für den Heeressanitätsdienst gelten soll. Beizufügen sind dem Aufnahmegesuch: a) Geburtsschein und Taufschein, b) das zuletzt erhaltene Klassen-Schulzeugnis, c) der Berechtigungsschein zum einjährigfreiwilligen Dienst, d) eine Photographie des Bewerbers, e) die nach dem Muster 1 (siehe S. 103) ausgestellte schriftliche Erklärung des Vaters oder Vormundes, f) ein vom zuständigen Gymnasial- usw. Direktor auszustellendes Schulzeugnis, das sich zu äußern hat: über den Grad der Befähigung des Bewerbers, besonders hinsichtlich des Studiums, und über den Charakter des Bewerbers.

Da solche jungen Leute bei der Aufnahme bevorzugt werden, die lebendige geistige Frische, Neigung zu eigener Tätigkeit und selbständiger Arbeit besitzen, ist auch hierüber ein Urteil bei jedem Bewerber erforderlich. Es empfiehlt sich, daß die Herren Gymnasial- usw. Direktoren das Zeugnis als portopflichtige, nicht freigemachte Dienstsache dem Generalstabsarzt der Armee, Berlin W. 66, Wilhelmstr. 86/87, unmittelbar übersenden.

Ferner ist erforderlich: g) ein von einem aktiven Oberstabs- oder Stabsarzt (auch Generaloberarzt in Garnisonarztstellung) dienstlich auszustellendes Zeugnis. Der Zeugnisaussteller hat sich hierin auf Grund vorausgegangener ärztlicher Untersuchung über die Tauglichkeit des Bewerbers nach den hierüber ergangenen Bestimmungen zu äußern. Da das Urteil der Gymnasial- usw. Direktoren über den Bewerber dem Generalstabsarzt der Armee unmittelbar zugeht, so haben die Zeugnisaussteller sich die Unterlagen für ihr Urteil über die Geeignetheit des Bewerbers durch Rückfragen nicht bei den Herren Direktoren, sondern bei anderen die Familie kennenden Persönlichkeiten zu verschaffen. Befindet sich in dem Aufenthaltsorte des Bewerbers kein aktiver zur Zeugnisausstellung befugter Sanitätsoffizier, so kann sich der Vater oder Vormund des Bewerbers schriftlich an den nächsten Korps-Generalarzt wenden; dieser wird ihm Tag und Stunde mitteilen, zu welcher ein am Sitze des Generalkommandos befindlicher Sanitätsoffizier den Bewerber untersuchen wird.

Dem betreffenden Sanitätsoffizier ist spätestens am Tage vor der Untersuchung auszuhändigen oder zu übersenden: h) ein nach Muster 2 (siehe S. 104) dieser Bestimmungen auszustellender Lebenslauf des Bewerbers. Zuverlässige und erschöpfende Angaben in diesem Lebenslaufe werden ganz besonders zur Pflicht gemacht.

Die unter g und h aufgeführten Schriftstücke sind von dem Sanitätsoffizier auf dem militärärztlichen Dienstwege an den Generalstabsarzt der Armee und Direktor der Kaiser Wilhelms-Akademie einzureichen.

Möglichst bald nach der ärztlichen Untersuchung hat sich jeder Bewerber demjenigen Korps-Generalarzt vorzustellen, durch dessen Vermittlung die unter g und h genannten Schriftstücke an den Generalstabsarzt der Armee gelangen. Der die Untersuchung ausführende Sanitätsoffizier wird jedem Bewerber den Namen und die Wohnung des zuständigen Korps-Generalarztes angeben. Es empfiehlt sich, daß der Vater oder Vormund des Bewerbers durch vorherigen Schriftwechsel mit dem Korps-Generalarzt die Zeit der Vorstellung mit diesem vereinbart. Eine

Geldvergütung für die hierzu etwa notwendigen Reisen wird nicht gewährt.

Nach Eingang des Antrages beim Generalstabsarzt der Armee erfolgt die Bescheidung, ob der Angemeldete zur engeren Wahl für die Aufnahme in die Kaiser Wilhelms-Akademie zugelassen ist, und im Genehmigungsfalle gleichzeitig die Aufforderung, das erlangte Zeugnis der Reife in Urschrift oder in beglaubigter Abschrift bis zum 20. März, gegebenenfalls bis Ende September einzusenden oder dessen unmittelbare Einsendung durch den zuständigen Gymnasial- usw. Direktor zu erbitten, wozu die Direktoren durch Erlaß des Kultusministers ermächtigt sind.

Nunmehr findet die engere Wahl unter den Zugelassenen statt; zu diesem Zweck werden durch Vermittlung des Vaters oder Vormundes die geeignet befundenen Bewerber zu einem bestimmten Tage behufs nochmaliger Prüfung der körperlichen Tauglichkeit durch eine Kommission von Oberstabsärzten und behufs endgültiger Entscheidung über die Aufnahme zur Gestellung in der Kaiser Wilhelms-Akademie zu Berlin NW., Scharnhorststraße, aufgefordert. In Berlin erhalten die Bewerber bis zu drei Tagen freie Wohnung im Akademiegebäude. Andere Beihilfen oder Entschädigungen für entstandene Kosten können weder für die Aufgenommenen noch für die Zurückgewiesenen gewährt werden. Die letzteren haben für die Rückreise auf eine Fahrpreisermäßigung keinen Anspruch. Wird das Reifezeugnis zu dem vorgeschriebenen Tage nicht eingeschickt und auch bei unverschuldeter Verspätung nicht persönlich noch zu der Untersuchung zur Stelle gebracht, so ist die Aufnahme nach erfolgter Stellenbesetzung ausgeschlossen. Die Entscheidung über die Aufnahme in die Akademie erfolgt durch den Generalstabsarzt der Armee und wird spätestens am Tage nach beendeter Untersuchung mitgeteilt. Eine Mitteilung über die Gründe einer Ablehnung bei der Anmeldung oder bei der engeren Wahl an die Eltern usw. oder an die Bewerber findet nicht statt.

Muster 1.

Erklärung.

Für den Fall, daß meinem Sohne (Mündel) . . . .,
geboren den . .ten . . . . 19 . . zu . . . ., Provinz . . . . . .,
die erbetene Aufnahme in die Kaiser Wilhelms-Akademie für das
militärärztliche Bildungswesen bewilligt werden sollte, erkenne ich
hiermit an und erkläre ausdrücklich, daß ich imstande und gewillt
bin, alle in den Bestimmungen über die Aufnahme in die Kaiser
Wilhelms-Akademie vorgeschriebenen Bedingungen, von denen ich
genaue Kenntnis genommen habe, vollständig und pünktlich zu erfüllen.

Ebenso erkenne ich hierdurch an, daß ich mit allen von meinem
oben genannten Sohne (Mündel) für den Fall seines Eintritts in die
Anstalt durch die Aufnahmebestimmungen geforderten Bedingungen,
namentlich auch in betreff der besonderen Dienstverpflichtung bekannt bin.

Zur Bestätigung dessen ist die vorstehende Erklärung von mir
eigenhändig unterschrieben.

Ort.   Datum.

(Unterschrift.)

Muster 2.

Lebenslauf.

1. Alle Vornamen und der Vatersname, Rufname zu unterstreichen.
2. Tag und Jahr ⎫
3. Ort nebst Kreis und Provinz ⎬ der Geburt.
4. Religion.
5. Körperlänge.
6. Körpergewicht.
7. Körperliche Fehler.
8. Angaben über die körperliche Entwicklung und den Gesundheitszustand, besonders körperliches Geschick, alle etwa überstandenen wichtigeren Krankheiten, sowie die bei Eltern, Geschwistern und nächsten Blutsverwandten etwa vorgekommenen Erkrankungen an Schwindsucht, Nerven- und Geisteskrankheiten, Krämpfen und dergleichen.
9. Familienverhältnisse: Angabe der gegenwärtigen und der früheren Berufs- und Lebensstellungen des Vaters und des Vaters der Mutter, auch wenn sie verstorben sind; deren Wohnort (nebst Kreis usw.).

    Im Falle des Todes des Vaters oder der Mutter Angabe der Zeit des Todes und der Krankheit, die den Tod veranlaßte; zutreffendenfalls Name, Lebensstellung und Wohnort des Vormundes.

    Angabe sämtlicher Geschwister (auch der etwa verstorbenen nebst Angabe der Todesursache) und der näheren Verwandten sowie ihrer Verhältnisse. Angabe etwaiger militärischer oder bürgerlicher Stellung, welche Brüder und Verwandte einnehmen.
10. Vermögensverhältnisse: Ob der Vater oder die Mutter Gehalt oder Pension aus Staats- oder anderen Kassen beziehen, ob der Vater, die Mutter oder der Bewerber selbst entsprechende Einnahmen oder Vermögen besitzt.
11. Bildungsgang: Welche Schulen der Bewerber besucht, welche Unterrichtsgegenstände er mit Vorliebe betrieben, welche besonderen Sprach- oder Kunstfertigkeiten er sich angeeignet hat.
12. Angabe der Gründe, welche den Bewerber oder seine Eltern bestimmen, die Aufnahme in die Kaiser Wilhelms-Akademie zu beantragen.
13. Ausdrückliche Versicherung des Bewerbers, daß die gemachten Angaben streng der Wahrheit gemäß sind.
14. Eigenhändige Unterschrift des Bewerbers.

Nachtrag.

Zu S. 12:

Fidizin-Stiftung. 2 Stipendien à 300 M. an evangelische Studenten (bevorzugt Mitglieder der akademischen Liedertafel). Bewerbungen bis Anfang Mai an Medizinische Fakultät.

Zu S. 13:

Moebius-Stiftung. Preisaufgaben, die vom Stiftungskurator Prof. Edinger, Frankfurt a. M., bekannt gegeben werden.

Zu S. 15:

Stipendien der Stadt Berlin.

a) Jahrhundertfeier-Stipendienstiftung: 200 000 M. Aus der Stiftung sollen solche Besucher der Universität bedacht werden, die ihre akademische Ausbildung vollendet, sich als tüchtig erwiesen haben und darzutun vermögen, daß durch Studienreisen ihre weitere Ausbildung gefördert werden könne. Um letzteres während einer nennenswerten Zeit zu ermöglichen, sollen die Stipendien nicht unter 1500 M. betragen.

b) Jubiläums-Stipendien: 180 M. für das Semester. Mediziner können es auf 10 Semester erhalten. Bewerbungen an Rektor und Senat.

Zu S. 54:

Kinderhaus, Blumenstr. 78. Aufnahme kranker Kinder bis zum 14. Jahre. Infektiöse ausgeschlossen. (Ammenmilch, Pflege von Frühgeburten, Tuberkulinbehandlung usw.) Tagessatz 4—8 M. Aufnahme nur nach Anmeldung.

Register.

Alkoholfürsorgestellen 76.
Armenkrankenpflege 70.
Ärztekammer - Unterstützungskasse 4.
Arztfrauen-Unterstützung 6.
Arztkinder-Unterstützung 6.
Arztwaisenunterstützung 3, 6.
Augenärzte, Wirtschaftlicher Verband der 10.
Augenheilanstalten 47.
— für Kinder 60.
Auskunftsbureaus 3.

Badekuren, Unterstützung zu 84.
Badeorte, Vergünstigungen 7.
Bettennachweis in Krankenhäusern 29.
Blinde, Unterstützungen für 83.
Blindenanstalten 49.
Braun-Stiftung 4.
Britz, Krankenhaus 35.
Bürgerdeputierte 96.

Cecilienhaus (Charlottenburg) 29, 34.
Charlottenburg, Krankenhaus 35, 36.
Chirurgische Kliniken 44.

Darlehnskassen 8, 9.

Eisenbahn, Vergünstigungen 8, 95.
Erholungsstätten 65, 66, 70.

Ferienkolonien 84.
Frauen, Unterstützung studierender 25.
Frauenkliniken 44.

Fürsorgestellen 74, 75, 76.
— für Säuglinge 55.

Geisteskranke, Kliniken für 42.
Genesungsheim 65, 66, 88.
Geschlechtskranke, Anstalten für 48.
Goburek-Stiftung 3.

Halskliniken 48.
Hauspflege, Verein 88.
Hautkliniken 48.
Heilstätten 45.
— für Kinder 53.
Heimstätten 65, 66, 70.
Honorareinziehung 10.
Honorarauskünfte 3, 10.
Hospitäler 67.
Hufeland-Stiftung 3.

Innere Kliniken 42.
Irrenanstalten 42.

Kaiser - Wilhelms - Akademie 98.
Kindererholungsstätten 66.
Kinderheilanstalten 52.
Kinderheilstätten 66, 86.
Kinderheim 54.
Kinderkrankenanstalten 52.
Komitees usw. zur Bekämpfung einzelner Krankheiten 74, 76.
Krankenhausbettennachweis 29.
Krankenhäuser, allgemeine 29.
Krankenhäuser in Vororten 35.
Krankenküchen 77.
Krankenpflege 78, 89.
Krankenunterstützungen 79, 82, 90.

Krebsfürsorgestellen 76.
Krüppel, Unterstützung für 83.
Krüppelheilanstalten 49.
Kurorte, Vergünstigungen 7.

Landesversicherungsanstalt, Heilstätten Beelitz 41.
Lichterfelde, Krankenhaus in 36.
Lungenheilanstalten 60.
Lupusfürsorge 76.
Lupuskranke, Unterstützung für 83.

Militärkuranstalten 97.
Mittelstandssanatorium im Cecilienhaus 34.
Mütterheim 54.

Nasenkliniken 48.
Nervenheilanstalten 43.

Ohrenkliniken 47.

Pankow, Krankenhaus in 38.
Praxisnachweis 3, 10.
Privatkliniken, Vereinigung von Inhabern 9.

Rechtsauskünfte 3, 10.
Rechtsschutzverein 10.
Rekonvaleszentenheime 65, 87, 88.
Rettungswachen 93.
Rixdorf, Krankenhaus in 39.

Sachverständige 96.
Säuglingsärzte 60.
Säuglingsfürsorgestellen 54.
Säuglingsheilanstalten 46, 54 ff.
Säuglingsheime 46.

Sanitätswachen 93.
Schöneberg, Krankenhaus in 40.
Schulzahnkliniken 51.
Schwangernheime 44.
Sieche, Unterstützungen für 83.
Siechenanstalten 67.
Spezialkliniken 42.
Stellennachweis 3, 10.
Sterbekassen 9.
Stiftungen, wissenschaftliche 11.
— für notleidende Ärzte 3, 4.
— — Kranke 79.
Stipendien 11.

Taubstumme, Unterstützungen für 83.
Taubstummenanstalten 49.
Tuberkulosefürsorgestellen 74.
Tuberkuloseheilstätten 60 ff.

Unfallstationen 93.
Universitätsstipendien 11, 105.
Unterstützungskasse der Ärztekammer 4.
Untersuchungsämter 95,

Versicherungskassen 8.
Vertreternachweis 3, 10.
Volksheilstätten 60.
Vorortkrankenhäuser 35.

Waisenunterstützungen 6.
Walderholungsstätten 58.
Wasserheilanstalten 49.
Witwenunterstützungen 4, 5.
Wöchnerinnen, Unterstützung für 83, 91.
Wöchnerinnenheime 44.

Zahnheilanstalten 49.

MIX
Papier aus verantwortungsvollen Quellen
Paper from responsible sources
FSC® C105338

If you have any concerns about our products,
you can contact us on
ProductSafety@springernature.com

In case Publisher is established outside the EU,
the EU authorized representative is:
**Springer Nature Customer Service Center GmbH
Europaplatz 3, 69115 Heidelberg, Germany**

Printed by Libri Plureos GmbH
in Hamburg, Germany